龙城医派医家系列丛书

# 沧海遗珠

## ——海崇熙医案医文选

海崇熙　海　昀　海　辉　著

全国百佳图书出版单位
中国中医药出版社
·北　京·

图书在版编目（CIP）数据

沧海遗珠：海崇熙医案医文选／海崇熙，海昀，海辉著.—北京：中国中医药出版社，2022.12
（龙城医派医家系列丛书）
ISBN 978-7-5132-7457-9

Ⅰ.①沧…　Ⅱ.①海…②海…③海…　Ⅲ.①肝病
（中医）—医案—汇编—中国—现代　Ⅳ.①R256.4

中国版本图书馆 CIP 数据核字（2022）第 033914 号

中国中医药出版社出版

北京经济技术开发区科创十三街 31 号院二区 8 号楼
邮政编码　100176
传真　010-64405721
河北品睿印刷有限公司印刷
各地新华书店经销

开本 880×1230　1/32　印张 7.75　彩插 0.25　字数 153 千字
2022 年 12 月第 1 版　2022 年 12 月第 1 次印刷
书号　ISBN 978-7-5132-7457-9

定价　56.00 元
网址　www.cptcm.com

服务热线　010-64405510
购书热线　010-89535836
维权打假　010-64405753

微信服务号　zgzyycbs
微商城网址　https：//kdt.im/LIdUGr
官方微博　http：//e.weibo.com/cptcm
天猫旗舰店网址　https：//zgzyycbs.tmall.com

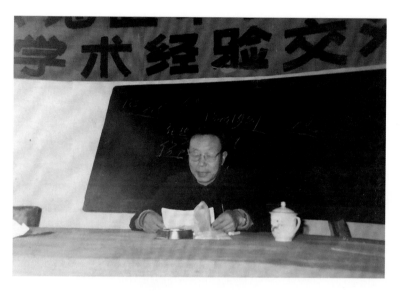

海崇熙进行学术经验交流

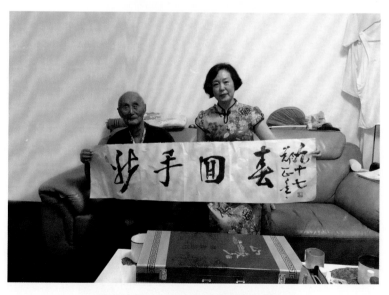

郑正（左一）97岁时为海崇熙先生题字

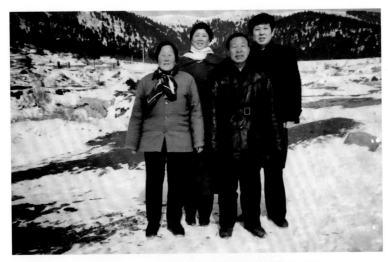

海崇熙夫妇（前排）与王劲松夫妇（后排）合影

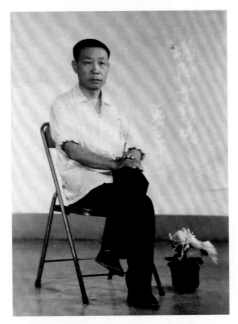

海崇熙旧照（摄于 1982 年端午）

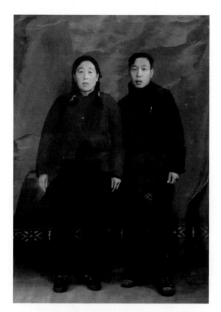

海崇熙夫妇合影

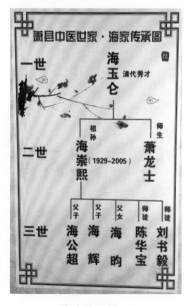

海家传承图

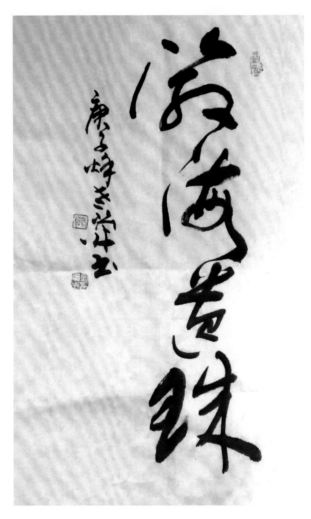

沧海遗珠

刘继武题字

传承杏林名医世家

弘扬岐黄学术成就

邓大学

二〇二二年六月

邓大学教授题字

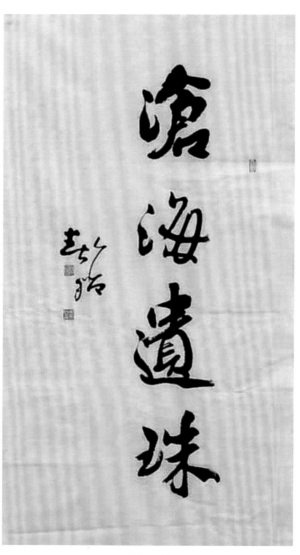

沧海遗珠

孟春晗题字

# 序 一

## 医界之瑰宝 杏林之明珠

——读《沧海遗珠——海崇熙医案医文选》有感

辛丑深秋，受海昀医师之托，邀我为其父萧县著名老中医海崇熙先生医案医话作序，我欣然接受。因为中医之根在基层，在民众，各地都有出类拔萃的业界宿耆，何况萧县地处皖北，黄河故道，苏、豫、鲁、皖四省交界之处，历史悠久，名人辈出，乃闻名遐迩的书画之乡，有真才实学的名医更不会少。

当我收到电子版书稿之后，即命学生打印成册，通读一遍竟被书中一篇篇医案、论文所吸引。海老先生幼承庭训，家学渊源，弱冠走上岐黄之路，并能刻苦研读中医经典，从书中医文即可洞悉先生对《内经》《难经》《伤寒杂病论》等典籍研究颇深。

先生中医基础扎实，临床经验丰富，医德高尚，医术精湛，早年瘟疫流行时，能以身赴险，奔走乡里，为民治病，一心救助，不计报酬。民众赠送"济世为怀"匾额以颂其德。

先生治病，活用经典，详于辨证，用药灵活，法度严谨。如治疗尚某肝硬化腹水，用四逆散疏肝理脾，通调气机，理中汤温运中阳，健脾除湿，加陈皮、香附行滞宽中，调和肝脾，培土泄木；更妙之处是外用芫花、米醋熨腹，促其阴寒水湿得以气化，以使肝木得以疏泄，脾运恢复正常。腹水退后又以人参养荣汤、大黄䗪虫丸善后。既合古法，又有创新，体现出先生传承创新的精神。先生研究中医治疗乙肝三十余载，能与时俱进，衷中参西，经方时方并用，常使患者多年的慢性肝病肝功能恢复正常，乙肝抗原转为阴性。

中医的生命在疗效，中医的疗效体现在临床，中医的临床疗效在于运用中医思维去看病开方，没有中医思维，就没有中医灵魂。现状就是，用中医的思维去辨证论治、选方用药的真中医越来越少了！

海崇熙先生的一生，德以术显，术以德彰，不但医术高超，还精于诗文书法，行医办学颇有建树。海老留下的宝贵经验源自实践，切合临床，非常实用，实为医界之瑰宝，杏林之明珠也。本书更是中医工作者临床参考之佳作，学习中医之津梁也。乐为之序。

全国老中医药专家学术经验继承工作指导老师

安徽省国医名师

安徽中医药大学主任医师

张 杰

2021 年 11 月 5 日

# 序 二

## 师诸家之长　中得善悟心源

——读《沧海遗珠——海崇熙医案医文选》有感

　　岐伯黄帝之道，盛行千载不衰；黎元羸弱仁济之根本，贤达志哲善德之源泉。其旨隐蕴深奥，其义至精至微；代以相承，生生不息，泽被苍生，千年弘济。

　　然医海茫茫，杏林苍苍；欲得其术其法其道而能善养其身心，且兼济百姓众生者，除天赋之禀，非要沉浸寝馈其中数十余载，甚或几代躬耕笃行、勤求不息、苦心潜行探索与反反复复理论临床之积累沉淀不可；否则焉能知晓其医术脉理精义之所在，而有所得、所成、所为也。故有"医不三世，不服其药""医非人人可学论"（徐灵胎）与"三折肱""九折臂"而乃为良医等之论说。

　　吾之临证秉承恩师、著名中医内科疑难杂症专家海崇熙先生，涉此理路而能彰显其仁慈恻隐、德医自然朴真之馨也。寒来暑往，孜孜求索一周甲子；风晨雨夕，秉承弘扬六十春秋。师承家学，乐道不倦，血脉流浸，再传再生，耕耘延伸其祖传之奥之秘；法宗多门，博采兼收，融入古今智慧，贯通中西论说。倾注多少美好年华，流淌大量心血汗水；外师砺炼诸家，中得心源善悟。数十年来于《中医杂志》《安徽中医学院学报》《新中医》与《国医论坛》等刊物公开发表论文三十余篇，其内、外、妇、儿等疑难杂症患者遍及皖、苏、鲁、豫及全国各地，惠及者不计其数……其结晶沉淀出葆存家学之正宗、启迪来者津梁之大著——《沧海遗珠——海崇熙医论医案文选》，及其所获得之许多荣誉等，皆凸显成就其情愫岐黄之杏林学术地位与美妙人生之辉煌，此乃源于其深广学养业绩之底蕴也，也为其名震遐迩之来之由也。

一方水土，一方名医；医学流派学说每随区域、风土民俗之情而有异常变。纵观海师学术思想与临床经验，生平所得，尽情披露，著书立说，效归实用，化裁变通，穷悟灵活；如其常常反复强调"切莫拘囿一家之说""形出于外者而实根之于内"之论，基于一法而变为诸法，及于众法之中而又以一法统之等，无不行方智圆，胆大心细，"运用之妙，存乎一心"。其著其论字字句句蕴藏情怀睿智，其言其说节节章章犹如甘露洒心。如此诸多，对于内科等疑难杂症理论探讨与临床实践之进一步深化研究着实具有较大裨益也。

余未及弱冠，受益海师，谆谆教诲，铭镂心头，言传身教，历历在目；吾之所得所失，所苦所乐无不系其心底。海师大著杀青即将付梓之际，师兄师妹嘱吾作序，幸甚乐之。谅余不才，虽倾心倾情倾囊泚墨而为，诚难以溢表恩师其医其义其仁其德之大成，仅此数语管窥蠡测，弗知当否。

权为序。

中华中医药学会男科、生殖医学、科普分会常务委员

南京中医药大学兼职教授

中国矿业大学附属医院中医科名誉主任　　　　　　　王劲松

江苏省徐州市名老中医

江苏省徐州市第一人民医院男科主任中医师

　　　　　　　　辛丑初夏于彭城奎山东麓苦乐斋

# 序 三

## 胸中有经典　掌中有甲兵
### ——读《沧海遗珠——海崇熙医案医文选》有感

　　世间诸学莫难于医，亦莫慎于医，盖事关人之司命，不可不慎也。允亚混迹医界盖有年矣。初学刺灸，次及方药，再稽经典。凡内难甲乙，本草伤寒，医宗金鉴，石室秘录，洞天奥旨，焚膏继晷，手不释卷。每临证处以针石方药，亦一慎再慎，踌躇再三而已。虽常桴鼓之效，亦有黔驴之困。遂广读名家医案以补阙漏，以冀冥途道中，再少游魂！而古今医案林林总总，每发沧海之叹。近读龙城医派海崇熙先生遗著，渊深海阔，深潜龙雷！万壑松风，意蕴幽森！真慈航之宝筏，济世之善书也。

　　先生之用药，胸有经典，手有甲兵！其甘缓挽急之法，以稼穑之味辅以清热祛湿，投之于小儿病毒性肝病，每起沉疴，热退黄消，肝大回缩，澳抗阴转。不啻神功矣哉！又以甘凉淡渗之白茅根、忍冬藤、垂盆草、麦芽、二苓、萹蓄诸味治小儿急性肝炎之论。每以15~30天而愈。暗合古人治黄疸以十八日为期之论。足以震古烁今，余韵无穷也。

　　先生之于用方也，善于发散思维，以病机参以方义，以广其用。其效灵丹之治肠炎也，衷中参西，外治之品移作内科之思，亦非寻常。祛滔天水势，防己茯苓汤加减之用别出机杼。疗蛋白倒置，乌鸡白凤丸补益之妙，捷径出奇！而乙肝标志物之阴转，事关治疗成败彻底。先生避清热利湿围栏致围之成说，则以补气健脾、疏肝补肾诸法融会而用，补前贤之未备。病久易于外感者，予人参败毒；劳累感寒黄疸腹水者，服理中五皮；酒毒诱发，黄疸出血脾大者，投香砂平胃茵陈四苓茜草；暴怒加身，胸胁苦满，干呕逆气，逍遥归脾主之。此仁正中和之意也，非精通儒书，岂能达常处变也。肝硬化之当代研究发人深省，并拟方治之。方治之宜忌，条分缕析。用药之蕴奥，通达条陈。至若乳糜尿之证，乃久治乏效之疾，而先生每以小柴胡加向日葵心治之，每取非常之效。方简而效宏！

泽漆汤乃仲圣先师留有悬念，经云：脉沉者，泽漆汤主之。因言简意赅，奥义幽深，千古以来，善用该方者寥寥无几。而先生用于肺系重症，每起累卵之危而成泰山之安。其肺心病、肺气肿、哮喘持续状态诸案，先投泽漆汤开其顽痰凤饮之窠臼，继之以金水六君善后，实发先师余蕴而抚畅玄言也。

至于内外兼施治肝性腹水，灌肠用于婴幼腹泻，芒硝决明应用之道，每发古人遗奥，均为实用之论。纵观全书，医案医话如长者之娓娓，谆谆告诫！临床研究如抽丝剥茧，示人以轨范。而诗词歌赋，书画手迹更能陶冶坦荡，灌溉人心！

海先生医德高尚，每以济世为念。先生生于民国十七年（1928）戊辰，幼随祖父攻读儒书，11岁父母双亡，辍学随祖父海玉仑公习医。民国三十五年（1946）秋，我县洪涝成灾，霍乱流行，又值战乱，国事日非，缺医少药，死亡益众。先生走村串户，日夜奔忙，以针刺放瘀义务为民治病，刘套、郑庄诸地危弱获救者达百余人。其不计报酬，不辞辛劳，造福乡里之义举，无不令人感动！邑人赠"济世为怀"匾额彰其功德。先生每以"计利当计天下利"之念，垂慈苍生，收费低廉，时时事事为患家考虑。1999 年己卯，襟兄魏某，患乙肝，面容黄黑，结膜黄染，抗原阳性，诸酶飙升。先入徐州市立医院西医治疗，黄疸稍退，指标亦减，后给予左旋咪唑口服，辅以特异性抗原转移因子肌注，内姊整日垂泪。余正当弱冠，犹未自信，初投茵陈术附汤，并予茵栀黄注射液、能量合剂等保肝降酶，酶学指标好转，唯乙肝表面抗原迟迟未能阴转。经海先生治疗处以汤剂，辅以胶囊，经治半年阴转。半年费用仅达市立医院费用三分之一。

先生学识渊博，熟读经典百二十种，发表论文数十篇，自 1978 年以来，社会稳定，百业兴旺，先生组织中医学会，奖掖后学，承前启后，创办中医学校，培养骨干。1984 年被评为全省先进。任职于政协、人大多年，其高风亮节为邑人称道。《论语》有言：君子食无求饱，居无求安，敏于事而慎于言……善哉斯言，岂不概括海先生一世之高风欤！

**时 2020 年岁次庚子**
**正逸子尤允亚于徐州**

# 前　言

## 遗风书香韵，岐黄医道深

## 纪念我的父亲

家父生于一个中医兼儒学的书香世家。父亲幼而失怙，从小随其祖父读书、习医。他的祖父海玉仑先生乃黄河故道上闻名遐迩的儒生、拔贡、名医。拔贡乃清代府县向朝廷每十二年一推的品学兼优的贡生，其位其品均高于举人。可见父亲家学渊源。正是这样优越的书香之熏陶，奠定了家父后来的博学良医之基。

"不以聪慧警捷为高，而以勤确谦仰为上"，家父一生靠的是志向坚定勤奋刻苦，因此有读书之乐，一生与书相伴，其学以致用之精神对我们影响深远，其书屋如幽兰深径，令人探索无穷也。每翻开一本，父之批阅、随笔、注解、划线如影子指引步步深入，其思界令人耳目一新。密麻星布的笔记里载有其读书心得、验方、临床经验、用药经验，有的则自编成歌诀便于记诵，其见解通达明白，其文章言简意赅，其诊疾审病辨证精确，其学识觉悟机深。吾父善用古方、经方，广古方新用，意在探求古方尚未为人尽察之效。借古方之妙，触类旁通，弘广其用，可使古方之效大明于世。善读书临证相合，博众揽验，鉴别归纳以探求真知。

不言及父亲一生的坎坷与艰辛，其精神人格魅力影响着与其交往过的许多人。他平和谦逊，淡泊名利，不追浮华，年轻为官时期一心为民众，正如他的《十六字令》里的"官职"所写："襟怀坦白做贡献""乐在民后忧当先"。在父亲的工作履历、工作记事本里依然能看到他对待工作的态度，严谨务实、仔细踏实。

医德如水道自然，以道法则量其身。老子曰：天人合一。孔子曰：践仁知天。孟子曰：万物皆备于我。程颢曰：仁者以天地万物为一体。王阳明曰：知行合一。吾父幼年接受四书五经的教育，成年读医学经典，在书海里畅游，在临床中锤炼。吾父从事中医临床六十余年，尤其在疑难杂症中不拘泥于成方，能通其所通，广其所用；专心研究肝病三十余年，在治疗慢性活动性肝炎、高胆红素血症、肝硬化肝性腹水及乙肝抗原阴转方面有较多体会和临证价值。因此，余收集整理父亲的医学论文、临床案例、单验方集锦、自编汤头歌诀、诗词等，但仍然有散失和缺漏，尽力做到集补删繁校订，可供从事中医临床工作的医务人员及中医药爱好者参考。希望读者能从中得到启发和裨益，深感荣幸，不足之处，敬请读者批评指正。本书在搜集整理过程中得到尤允亚同志、师兄陈华保、刘书毅的大力支持，谨致谢意！

2020 年庚子丁亥月
海昀于龙城凤山

# 目　录

## 下篇　诊余絮语

## 附篇　亲人朋友追忆海崇熙先生

上篇

学术思想

# 第一章　阴阳学说

阴阳二字含有两种概念，一是事物的属性，一是事物的本质。阴阳的互根互化是本质不是属性，临床上的阴证、阳证是属性，而阴虚、阳虚就是本质。当然阴证、阳证的属性是由其本质而判别的，而阴虚、阳虚是由本质而区分为属性，这两者既有区别又有联系。

阴虚则热，阳虚则寒。阴虚、阳虚是机体在疾病过程中阴阳失调所致。阴主寒，阳主热。阳虚则阴盛，所以出现寒象；阴虚则阳亢，所以出现热象。因此阳虚患者多见畏寒，喜热，肢末欠温，面㿠白或面浮，舌淡胖润，脉沉迟，虚软无力等症；阴虚患者多见咽干口燥，怕热心烦，烘热升火，舌红或剥，便干便秘，脉弦数或细数等症。

**阳盛：** 在病理变化过程中，出现阳邪亢盛的热证。如壮热、口渴、面赤、便秘、溲黄、舌红、脉数等症状。

**阴盛：** 在病理变化过程中，发生阴邪太过的寒证。全身表现出衰弱、消瘦、形寒、舌淡、脉细等症状。

"人生有形，不离阴阳。"说明人体的一切组织结构，既是有机联系的，又可以划分为相反对立的阴阳两部分。

在生理功能上，"阴平阳秘，精神乃治"；在疾病的发生中，

"阴阳失调"。故诊断疾病必须从阴阳入手。所谓"善诊者，察色按脉，先别阴阳"《素问·阴阳应象大论》，对疾病的治疗总原则是"阳病治阴，阴病治阳"，使阴阳恢复新的相对平衡，所谓"谨察阴阳所在而调之，以平为期"。可见阴阳学说贯穿中医学的各个方面，或为中医学说的总纲领。

# 第二章　五行的问题

五行的母子关系称为母子定律。根据《黄帝内经》（以下简称《内经》）记载，母子定律是：如果一个器官功能衰弱或不足，就要补其母；若功能过盛或过亢，就可以泻其子。以心为例，心之母是肝，子是脾。如果心功能不足或衰弱，根据脉象诊断决定，不是补肝就是间接强心。若心功能过盛过亢，一个办法是泻脾，另一个办法是镇静心。这种选择是有一定限制的，但又是灵活的。这种母子定律支配着中医理论，并为临床经验所支持已达五千年之久。就现代生理学和病理学的观点来看，母子定律以及五行图中所指出的内脏器官间的其他各种关系，不是没有根据的。五行相生过程，可以解释为"功能上的援助"；而相克过程，可以解释为"功能上的制约"。肝脏保证血液中含有适当量的血糖，以满足心脏功能活动的需要。而肾上腺分泌的激素又协助肝脏的生糖功能。心—肺—肝—脾的相克过程也很容易理解：心脏活动需要氧，要由肺提供；肺活动消耗能量物质，来源于脾。五行学说把人体作为一个协调一致的完整系统，而不是功能各自独立的一些单个部分的集合。这是中医学的理论基础。

# 第三章　关于藏象学说

朴素唯物论合自然辩证法的阴阳五行学说是中医学的指导思想和方法论，藏象学说是中医学理论体系的核心。藏象学说是以心、肝、脾、肺、肾五脏为主体，配合六腑，联系五体、五官、九窍形成了五大系统，用以说明脏与脏、腑与腑、脏与腑之间的关系，从而网络为一个整体，建立起中医学关于人体内部脏腑的解剖、生理、病理等方面的功能结构。五大系统之间互相联系、调整、控制，使人体内部保持动态的平衡与稳定，维持人体的健康和生命。中医学认为，这五大系统之间按五行生克制化规律进行调节与控制，通过互相反馈联系，自动保持稳态，维持人体健康，因此中医学所建立的人体内五脏模型就是人体内稳定器。所谓稳态，从中医理论上分析，就是人体内阴阳平衡，所谓"阴平阳秘，精神乃治，阴阳离决，精气乃绝"。阴阳失去平衡，就是病态。由此可见，中医关于人体内稳定器的认识，是与阴阳五行和藏象学说紧密结合在一起的。

# 第四章　略谈方剂的几个问题

中医临床治疗学具体落实在理法方药上，方剂是其中的重要环节。古人云："医有良相之功，方有回生之力，医必择方而技始精，方非医授而效亦捷。"这就说明了方剂的重要性。常见危急重病，求医不效，得一方而疾速愈，这更说明了方剂在临床治疗学上的特殊性。清代著名医家徐大椿谓《用药如用兵论》，他说："选材必当，器械必良，克期不愆，布阵有方。"医者遣方用药，也应本其精神，才能就弊补偏，提高临床治疗效果。现就有关方剂的几个问题，略谈如下：

## 一、方剂的组成原则

方剂，是在辨证的基础上，针对病情需要，把药物适当配伍，确定剂量，组织成方。药物的配伍及用量是有法度的。汉·张仲景在他的《伤寒杂病论》这部著作中，给后世树立了组方的典范。其立法严谨，妙义深长，后世称为经方。经方的君臣佐使，层次分明，故投之得当，如鼓应桴。

何谓君臣佐使？早在《内经》中就明确指出："主病之谓君，佐君之谓臣，应臣之谓使。"君臣佐使的含义是：君药是一方中的主药，是针对疾病的主要症状起决定性治疗作用的药物。如麻黄汤中的麻黄,白虎汤中的石膏,四逆汤中的附子,补阳还五汤中的黄芪。臣药是辅助君药和加强君药功效的药物。如麻黄汤中的桂枝,白虎汤中的知母,四逆汤中的干姜,补阳还五汤中的归、芎。佐药是协助主药治疗一些次要症状的药物。另外,有些佐药对有毒或性味太偏的主药还能起到制约的作用。如麻黄汤中的杏仁(佐麻黄宣肺平喘),白虎汤中的粳米(增胃液除烦),小半夏汤中的生姜,乌头汤中的白蜜,就是对主药的毒性起制约作用的。白通加猪胆汁汤中的猪胆汁,干姜黄芩黄连人参汤中的干姜,除佐主药扫除次要症状外,还有反佐的意义。使药一般为引经药,具有引导诸病直达病所的作用,如麻黄汤中的甘草,小柴胡汤中的姜、枣,达原饮中的羌活、葛根、柴胡等。

方剂中君臣佐使药味的多少,应以活看。一般是君药少而臣佐药多,根据"大、小、缓、急、奇、偶、复"七方来确定药味药量。《内经》对此亦作了明训:"君一臣二,制之小也(如小陷胸汤)。君一臣三佐五,制之中也(如九味羌活汤)。君一臣三佐九,制之大也(如清瘟败毒饮)。"大方的含义一是药味多,如五积散、防风通圣散等;二是量重,如白虎汤、大承气汤;三是药性峻悍,如抵当汤、大陷胸汤、大青龙汤等。

衡量处方的组织是否合乎原则,一般从三个方面来看:一是对主证有无针对性;二是君臣佐使安排是否精当;三是剂量是否合乎法度。一张成功的处方是三者俱备的。现以《伤寒论》大柴胡汤为例说明上述问题:

大柴胡汤:柴胡半斤,黄芩三两,芍药三两,半夏半升,生姜五两,枳实四枚,大枣十二枚,大黄二两。煎法略。

此方治少阳阳明并病,症见"少阳证仍在者,先与小柴汤；呕不止，心下急，郁郁微烦者"，此系小柴胡证的进一步发展，服小柴胡汤病不愈，由原来的喜呕变为呕不止，胸胁苦满变为心下急，心烦变郁烦。此方以柴胡为君配黄芩、芍药、姜、枣治少阳证，以大黄为臣，配枳实治阳明内实。全方针对少阳、阳明两经之主证。柴胡为君，因少阳证未罢，少阳证仍是主邪；大黄、黄芩为臣，协助主药既和解少阳之邪，又攻阳明初聚久寇；芍、夏、姜佐药分别扫除各次要症状；枳实为使，引大黄先通地道，使内外夹攻，击溃两经留邪。君臣佐使安排有当，剂量明显体现轻重缓急，合乎法度。所有经方立法严谨，诚为的言。

## 二、运用成方的问题

成方，是古今医学家所立的现成方剂。目前可分为经方、时方、新方。《内经》《伤寒论》《金匮要略》所载方剂称为经方；汉以后特别是金元时期、明清年代，各医家创立的方剂称时方；清以后特别是新中国成立后，医家所创立的方剂称为新方。不论经方、时方、新方，其立方的过程一般说来有三种情况：其一，来源于实践，经反复验证，确立成方；其二，在实践中偶尔有中，便确立成方；其三，从推理而来，或想象而得。在成方中，有许多方剂经医家反复用于临床，效果卓著，可谓久经考验的良方。如经方的小柴胡汤、小青龙汤、小陷胸汤等；时方中的清瘟败毒饮、达原饮、血府逐瘀汤等；新方中的清胰汤（遵义医院方）、二仙汤（曙光医院方）等。这些方剂，只要选用精当，必获桴鼓之效。

初学者于临床实践中，可首先借助于成方以应诊，使用成方的优点：其一，对证选用，不需组合；其二，掌握标准，疗效可靠；其三，副作用少，使用大胆。

怎样选用成方？其一，准确地掌握成方使用标准（如大承气汤的应用标准为阳明腑实证，具有痞、满、燥、实、坚的特征）。其二，严格掌握成方的禁忌证（如白虎汤的禁忌证是脉浮弦而细，脉沉不渴、汗不出）。其三，严防以西医学病名导用成方（如心脏病用养心汤、补心丹，肾炎用肾气丸等），总之，使用成方一定要突出中医学辨证施治的特点。其四，使用成方也要随证更汤，切勿固执一方。《成绩录》云：一男子年二十余，喘咳数日，时时咯血，胁下结硬，脐旁有动，先生诊之，与黄土汤，四五日，血止而咳未解，乃与小柴胡汤，诸患愈。尔后复发咳，于是作苓甘姜味辛夏仁汤与之，全复常。此案三汤成方而全复，如固执一方则不能获取如此效果。其五，对同类的方剂必须掌握各自的特点，现举例如下：《金匮》痰饮门射干麻黄汤治喘咳而痰多，厚朴麻黄汤治咳而上气胸满，越婢加半夏汤治喘咳而睛突鼻扇，小青龙加石膏汤治喘咳而表候剧。

桑菊饮与连翘散的异同点：共同之处在于二方都是治疗手太阴温病初起之剂，同治温病初起之发热、口渴、咳嗽等症。不同之处在于银翘散是辛凉平剂，主治上症；桑菊饮为辛凉轻剂，治温邪侵犯肺经，热伤肺络，身热不高，口渴轻微，内热不重者。从上述角度来说，桑菊饮证较银翘散证又轻一层。

大小承气汤及调胃承气汤的比较：小承气汤较大承气汤少芒硝，主证仅痞、满、实三证，而燥证未具，诸证亦较大承气汤为轻。在用量上，小承气汤中的厚朴较大承气汤轻四分之三，枳实亦少两枚；在煎法上，小承气汤是三味同煎，与大承气汤药物分先煎后下不同，因而药力亦异。调胃承气汤用芒硝、大黄，不用枳、朴，其主证是燥热、内热，并配伍甘草，是取其和中调胃，下不伤正，故方名"调胃"。从其作用来讲，较大小承气汤为和平，适用于阳明腑实证之较轻者。

四逆散、四逆汤、当归四逆汤三方用于四肢厥逆证，其病机立法不同点在于：三方证均是四肢厥逆的共同证候，四逆散证其病机是因传经热邪，陷入于里，阳气内郁，不能外达四肢，所以有四肢厥冷。其立法之意是和解表里、疏通其阳，使不内郁，则阳气透达，厥逆自愈。四逆汤证其病机是阴寒内盛，真阳衰微，心肾阳虚，其立法之意是温通心肾之阳，回阳以救逆。当归四逆汤证其病机是平素因血虚，阳气不足，复又感受外寒，以致气血运行不利，不能温养四末，其立法之意是温经散寒，养血通脉。

## 三、方剂的变化问题

任何一张方剂，都可以随证而变化，使其主治更符合证情。使用成方固然有一定的优越性，但也有一定的局限性，正如中成药一样，苦不能随证加减。清·吴仪洛在他的《成方切用》中指出："且病有标本先后，治有缓急逆从，医贵通变，药在合宜，苟执一定之方，以应无穷之证，未免实实虚虚，损不足而益有余，反致杀人者多矣，用方之切于病，岂汤汤哉。"随着疾病的变化，使方剂以应无穷之变，方能随手获功。

方剂中变化莫测、运用无穷者应首推仲圣之方。如麻黄汤治伤寒脉紧，无汗而喘，以石膏易桂枝称麻杏石甘汤，治里热咳喘而有汗，仅一味之变，则寒热殊途。如该方不用桂枝或石膏，加入薏苡仁，则摇身一变，更名麻杏薏甘汤，治风湿一身尽疼，发热，日晡所剧者。麻黄汤减杏仁，加入生姜、大枣，名越婢汤，治风水恶风，一身悉肿，面目肿，大有热色，发热无汗，脉浮洪而渴，续自汗出者。上述数方，统属麻黄汤的变化，仅一味或两味药的出入，则表里寒热，功效大异。再以小柴胡汤为例说明经方随证加减的灵活性：若胸中烦而不呕者，去半夏、人参（固热较盛而胃不上逆），加瓜蒌实一枚（清热滋润）；若渴，去半夏（热盛伤津故去），加人参（加重气津双补）合前成四两半、瓜蒌根（清热生津）四两。若腹中痛（内寒）者，去黄芩（因苦寒故去），加芍药（调营和卫）三两。若胁下痞硬（邪结肝胆），去大枣（补脾腻膈），加牡蛎（软坚）四两。若心下悸，小便不利者，去黄芩（水饮内停，应温通淡渗，故去苦寒之黄芩）加茯苓（淡渗）四两。若不渴，外有微热者（无里热伤津而有表不解），去人参加桂枝（解表）三两。若咳者，去人参、大枣、生姜（肺有痰饮上逆，故去参枣之壅补、生姜之升散），加五味子（酸敛降逆）、干姜（温化去饮）。从此汤加减出入，可以看出，欲求方剂更贴切病情，必须做到随证加减，灵活运用。

中 篇

医 案 医 话

# 第五章　食疗法治疗儿童病毒性肝炎

食疗是中医学特色之一，它不仅可扶羸益损，调治虚性疾患，且能解毒祛邪，治疗传染性疾病，尤以儿童最切实用。笔者临床常拟食疗法治愈儿童病毒性肝炎，今择四则，以飨同道。

## 一、茅根橘汁饮

白茅根、生麦芽、垂盆草各 30g，水煎 2 次取汁 300mL，加入白砂糖 50g，鲜橘汁 100mL 即成。此为 8 岁儿童 1 日量，每日 1 剂，20 日为 1 个疗程。治疗儿童急性肝炎热偏重者，无论有无黄疸，皆可选用。方中白茅根甘寒，除伏热，消瘀血，利小便，疗黄疸；垂盆草甘淡、凉，清热、解毒、利湿；生麦芽甘平，善理肝气，能消除肝痛、厌食、疲倦及肝肿大；白砂糖缓肝益脾；鲜橘汁甘酸，开胃理气，降逆止呕。全方具有清热、解毒、降酶、退黄，恢复肝功能作用。一般 1~2 个疗程可治愈。

**附案 1**：许某，女，6 岁。1986 年 12 月 13 日诊。患儿 5 日前因发热、厌食，服感冒药无效，其母携来求诊。查巩膜及皮肤初见黄染，肝肋下 2cm，体温 38℃，精神倦惰，纳呆，小便色如橙，脉数，舌红苔白。查肝功能：黄疸指数（Ⅱ）20U，麝香草酚浊度试验（TTT）6U，血清脑磷脂胆固醇絮状试验（TFI）

（++），硫酸锌浊度试验（ZnTT）10U，谷丙转氨酶（SGIT）（赖氏法）>200U。乙肝表面抗原（HBSAg）阴性。拟诊为急性黄疸性肝炎，热重于湿型。拟上方，患儿服 10 剂热退，思食；继服 10 剂，黄疸消退；继服 20 剂，症状及体征消失，查肝功能已恢复正常。随访半年，疗效巩固。

## 二、苡仁鸡子白粥

薏苡仁、赤小豆各 30g，淘净，加水煮成稀粥，冲入鸡子白 1 枚，米醋 6 滴，调和均匀后服，早晚各 1 剂，20 日为 1 个疗程。治疗儿童急性肝炎湿重于热型。方中薏苡仁甘、淡、凉，健脾祛湿；赤小豆甘酸、平，解毒、疗黄疸、消水肿；鸡子白甘、凉，清热、解毒、除烦；醋酸苦、温，解毒、散瘀、杀虫、疗黄疸。晋·葛洪《肘后备急方》载醋渍鸡子白疗黄疸方。笔者以薏苡仁、赤小豆煮粥合其方治疗儿童急性肝炎湿重于热型屡获良效。

附案2：刘某，男，5 岁。1987 年 3 月 26 日诊。其母诉云："患儿近周来精神不振，纳呆不饥，恶闻食臭，腹胀便溏，小便色黄。"诊其面色青苍，眼白碧蓝色，肝肋下 2 横指，脾未扪及。脉缓濡，舌淡苔白。查肝功能：II 6U，TTT 6U，TFT（++），ZnTT 10U，SGIT 130U。HBsAg 阴性。拟诊：急性无黄疸型肝炎，湿重于热型。拟苡仁鸡子白粥。患儿服 10 剂，病情大减；继服 10 剂，诸症悉除，肝大回缩正常。复查肝功能，各项指标均已恢复正常。后询访半年，未有反复。

## 三、玫瑰山楂糕

玫瑰花 10g，山楂肉 100g，木瓜、佛手、五味子各 15g，山药、白砂糖各 60g。上药各研细末，加水调和，放瓷器内，隔汤蒸作糕。每日早晚作点心吃，每次吃 40~60g，30 天为一疗程。治疗儿童慢性肝炎，症见面黄，倦怠，腹胀，饮后倒饱，肝脾肿大，肝功能异常。方中玫瑰花行气，散结，解郁，有疏肝醒脾之功；木瓜祛湿热，消水胀，敛气生津，和胃理脾；佛手理气止痛，疏肝和胃；山药补气养阴，为健脾佳品；五味子有保护肝细胞，降低转氨酶作用；白砂糖为矫味之品。全方对儿童慢性肝炎有良好作用。

附案 3：周某，男，7 岁。1986 年 4 月 10 日诊。其母代诉："患儿于 1985 年 7 月患急性肝炎，经当地医院治疗月余临床治愈。同年腊月，患儿又感不适，纳呆、小便黄，复查肝功能，再度异常，后迭经治疗，杳无一验。"刻诊：面黄形瘦，腹大纳呆，溲黄便溏，伴有低热 38℃，肝肋缘下 2.5cm，脾肋下刚及。脉弦细，舌淡紫，苔白。肝功能检验：II 5U，TTT 10U，麝香草酚絮状试验（TFT）（+++），ZnTT 14U，谷丙转氨酶 96U，白球蛋白比值 3.6/3.2，HBsAg 阳性。拟诊：乙型慢性迁延型肝炎。拟玫瑰山楂糕，每日 60g，早晚分食，以药代餐。另拟太子参 15g，赤小豆 10g，煎汤代茶饮。患儿如法服用 1 个月，低热消退，症状明显好转，饮食增加。先后坚持服食 3 个月，患儿颜面红润，肝脾均回缩正常，诸症悉除，神情活泼。复查肝功能：II<25U，TTT5U，TFT（-），ZnTT8U，谷丙转氨酶<25U，白球蛋白比值 4.2/2.2，HBsAg 1:16。停药观察一年，情况一直良好。

## 四、泥鳅羹

活泥鳅不拘多条，洗净烘干、研粉，每取 20g，山药、芡实

（研粉）各取 10g；夏日用葫芦（或嫩丝瓜），冬日用冬瓜约 60g，先将瓜切片、烹汤，纳入上三味粉末，再入鸡子白 2 枚，搅和相寻成羹，再投油、盐、醋少许，味颇鲜美。日一服，1 个月为一疗程。治疗儿童慢性肝炎，腹大消瘦，肝脾肿大，或发腹水，肝功能异常，或白球蛋白比值倒置。泥鳅甘平，补中气，祛湿邪。《食物中药与便方》："泥鳅治疗传染性慢性肝炎对肝功能异常有较明显的改善作用。"葫芦、丝瓜、冬瓜均可疗水肿、鼓胀、黄疸，有祛湿利脾之功；山药、芡实健脾益肾，调节免疫功能。此方常与玫瑰山楂糕互服，以免久服生厌之弊。

**附案 4**：刘某，女，88 岁。1985 年 3 月 28 日诊。患者之母有乙肝史，2 年前患者检查出 HBsAg 阳性，当时未曾治疗。1984 年 7 月患者因食欲不振，懒动嗜卧，查肝功能异常即延西医诊治，半年多来，病情反剧，遂求中医治疗。察其面黄虚浮，精神委顿，腹大青筋显露，推之有移动性浊音，肝脾触诊不满意，小便短少，大便 2 日 1 行，双足微肿。脉弦细兼滑，舌胖淡，苔白微腻。查肝功能：II 6U，TTT 9U，TFT（++），ZnTT 14U，谷丙转氨酶 42U，白球蛋白比值 3.6/3.2。HBsAg 阳性。拟诊：慢性肝炎（早期肝硬化）合并腹水。治以泥鳅羹，每日 1 剂。上方服 1 周，小便增多，大便通畅，腹水渐消，饮食稍增。继续服用 1 个月，体征及症状消失大半，复查肝功能亦有显著改善，唯久服生厌，嘱以薏苡鸡子白粥、玫瑰山楂糕三方轮服，经两个疗程治疗，诸症消失，肝功能恢复正常，白球蛋白比值为 3.8/2.2，遂停药。随访 2 年，未再反复。

**按**：食疗法为历代医家所重视，其类型有以下几种。①以日常生活中的谷、肉、果、菜组合成方，用以疗疾，如本文方二，即纯由食物组成；②食物加药烹调成糕、汤，便于服食，本文方三、方四即属此类；③以性味和平、味甘淡药物制作饮料，本文方一即是。食疗法有"天然疗法"之称，它既避免打针、服药之苦，又能杜绝药源性疾病的发生。运用食疗，当辨证施治，要因时、因地、因人制宜，剂型莫拘一格，如本文例三，加服太子参赤小豆汤，是针对湿热残邪不尽，脾气虚弱而设的。方二薏苡鸡子白粥，不唯可医急性肝炎，慢性肝炎脾虚湿重者亦有疗效。总之，食疗法要以方法简便、制作容易、味美喜食、疗效可靠为目的。

# 第六章　决明子有"通""降""和" 三大功用

决明子的临床功用，据笔者临床验证有三：

## 1. 通秘结

**方法**：炒决明子 10~15g，冰糖 10g，沸水冲泡作茶饮，每日 1 剂，每剂泡 3 次。味甘淡，气芬芳。一服 2~3 日可通便。便通后，减量为每日 3~5g，常饮，可保无便秘之虞。如 1994 年 11 月 5 日，诊张某，女，64 岁，患肺气肿 6 年余，时兼便秘，苦楚难堪。余以上方加杏仁 10g，服 5 剂，大便通畅，且喘促憋闷随之大减。

## 2. 降血压

凡中老年人，素无高血压史，偶因精神因素，情绪波动，或身心过劳以致血压升高，部分患者伴有头痛、头晕、失眠、健忘、精神抑郁、烦闷等，服决明子效果较好。

**方法**：决明子每日 10g，泡服，连续服 3~5 周，血压可降至正常水平。如治陈某，男，53 岁，1995 年 1 月 17 日诊。素无高血压史，前因家人遭车祸而惊恐，情绪紧张，忧心忡忡，夜不安寐，血压 150/98mmHg。予决明子 10g，每日令服 1 剂。半个月后诸症减，血压接近正常。继服 1 个月，病获痊愈，随访一年，疗效巩固。

## 3. 和肝脾，疗慢肝

凡肝脾不和、气滞湿阻型慢性迁延性肝炎，症见体困力乏，两胁不舒，脘腹胀满，食欲不振，纳呆厌油，溲黄，大便不爽，舌胖苔腻，或黄白苔夹杂，脉缓，肝功能异常，谷丙转氨酶持续升高者，皆可以决明子配合胃苓汤，或平胃散、小柴胡汤等，屡能奏效。如治况某，男，53岁，1995年3月11日诊。患者诊为慢性迁延性肝炎3年余，时轻时重，缠绵不已。诊其面黄虚浮，形瘦腹胀，两胁钝痛，乏力纳呆，溲黄，便溏不爽，舌胖苔腻，口臭气浊，脉沉缓大，肝功能长期异常。遂拟胃苓汤加决明子、茵陈各15g。服15剂，大便畅，诸症减。继以原方加减，先后服60余剂，诸症悉退，肝功能恢复正常。

**按：**决明子有利肝脏，除肝家湿热，通便利浊，排毒外出之功；伍茵陈利胆通窍，辅胃苓健脾除湿。其祛邪导滞，推陈致新，媾和肝脾，有勘叛治乱之能，诚治慢肝之良药也。

（本文原载于《中医杂志》1998年39卷12期）

# 第七章　泽漆汤治疗肺系急重病验案 3 则

泽漆汤出自汉·张仲景《金匮要略·肺痿肺痈咳嗽上气病脉证治七》，方由泽漆、半夏、紫参（一作紫菀，笔者从之）、白前、生姜、黄芩、桂枝、人参、甘草 9 味药组成。原文曰："脉沉者，泽漆汤主之。"由于原文简略，叙证不详，故后世医家对该方临床应用不广，发挥较少。笔者临床体验，凡由宿痰蓄饮作祟所致肺系急重病，如肺源性心脏病、慢性阻塞性肺气肿、哮喘持续状态"痰栓"症等，投用本方，常获满意疗效。今举验案三则，以飨同道。

**案 1：肺源性心脏病**

张某，女，72 岁。1987 年 10 月 25 日诊。患慢性阻塞性肺疾病 10 年。素日呼吸短气，动则作喘。旬日前，过食肥甘厚味，又勉力作劳，遂动扰宿疾，咳痰肿满，气息迫急。某医院诊为肺源性心脏病，予西药治疗 1 周乏效。刻诊：面紫晦虚肿，咳逆气促，鼻张肩息，胸膈膨胀，喘憋闷气不能平卧，痰涎壅盛，咳吐不爽，心慌不宁，颈静脉怒张，肝肋沿下 3cm，伴压痛，剑下动悸可见，下肢呈凹陷性水肿，小便不利，大便数日未行。唇青紫，口干不欲饮，舌质紫黑，苔白厚，脉沉结。

**辨证**：痰饮潴留，阻遏胸阳，气碍血行，肺病累心。

**治法**：降逆开结，决壅逐水。

**处方**：泽漆汤方（泽漆 30g，紫菀、白前、生姜各 15g，半夏、党参、桂枝、黄芩、炙甘草各 10g）5 剂，日 1 剂，煎服。

**二诊**：药后诸症明显好转，大便下黏浊物颇多，脉结转缓。原方再进 5 剂。

**三诊**：咳喘平息，痰却肿消，肝大回缩，小便通畅，食欲增，纳谷馨。改拟金水六君煎，复调理月余，病情稳定。年内询访，未再反复。

**按**：本例虽年高正虚，然内伤扰动宿邪，痰浊迫肺，酿成邪实标急之候，故首选泽漆汤应急。方内泽漆长于泄水，善治痰饮阻膈之咳；姜、夏配黄芩，辛开苦降，清解郁热；紫菀合白前，宣肺润肺，化痰止咳；桂枝通阳化气；参、草培土健脾。本方虽为逐水之剂，然实具敦土生金之妙。待邪却后，以金水六君煎善后。土生金、金生水，三脏相依为命，故疗效巩固。

**案 2**：阻塞性肺气肿

恒某，女，65 岁。1986 年 11 月 7 日诊。慢性支气管炎史 8 年，夏缓冬犯，习居密室。尔来寒流突袭，气温骤降，夙疾暴发，急来求诊。症见：面虚浮晦浊，耸肩桶胸，呼吸迫促，咳嗽气逆，喘急憋闷，痰如泉涌；大便不畅，小溲短少。胸叩：肝浊音界下降，心浊音界缩小。听诊：两肺底部闻及散在湿性啰音。口唇青紫，舌淡紫边有齿痕，苔白滑；脉沉弦。

**辨证**：伏饮暴发，痰浊犯上；气机阻遏，肃降无权，故咳逆痰肿互见。

**治法**：蠲饮通闭，温阳化气。

**处方**：拟泽漆汤倍桂枝（泽漆 30g，桂枝、紫菀、白前、生姜各 15g，半夏、党参、黄芩各 10g，炙甘草 6g）5 剂。

**二诊：**咳嗽减轻。痰饮减少，胸膈宽舒，二便通调。守方再进 5 剂。

**三诊：**咳痰肿满诸症大减，饮食增进，精神转佳。改拟六君子汤加生姜、细辛、五味子调治月余而瘥。询访一年，生活能自理，病未反复。

**按：**本例虽因气候骤变发作，然实由伏饮上逆为患，故选择泽漆汤行水散结。饮为阴邪，深痼难化，故倍桂枝强化温阳化气之功。待阴霾散，邪势去，改拟六君汤加味，加快补土生金之妙。故愈后疗效巩固。

案 3：哮喘持续状态"痰栓"症

陈某，女，22 岁，工人。1984 年 1 月 16 日诊。罹支气管哮喘 12 年，常反复发作，冬季较频。一周前，婆媳口角，火气浮动，宿痰暴涌，服解痉及激素类西药，未得缓解，家人迎余急诊。履未及室，痰鸣吼呼，声先灌耳。诊见：唇面青灰，额汗若洗，抬肩滚肚，喘促气急，晴突口张，痰涎壅上，闭结喉门，呼吸欲绝。舌质紫，苔白滑；脉滑，重按促。

**辨证：**胸有愤懑之气，膈有潜宿之痰，气痰相搏，阻遏息道，酿成"痰栓"危症。

**治法：**豁痰降逆，宣肺缓急。

**处方：**拟泽漆汤倍半夏（方略）3 剂，煎服。

**二诊：**痰涎势减，喘促渐缓，胸膈稍宽，夜能俯寐。效不更方，原议续进 3 剂。

**三诊：**喘急迫危象解除，寝食渐复如常，更拟苏子降气汤加生晒参，每周 5 剂，连服 10 周，身体健壮，宿疾遂瘥。随访 2

年，再无反复。

按："痰为百病之源"，肺系急症多与痰相关。本例痰浊内伏留于肺俞，结为"夙根"，七情六淫，一有触犯，旋即发作。泽漆汤倍半夏，开结逐饮，温肺化痰，以磅礴之势，直捣巢穴，缓急挽危之功立著。继以苏子降气汤加人参，燮理三焦气机，使息道调顺，津液流通，气返其乡，肺脾肾各司其要，故愈后不复发作。

（本文原载于《国医论坛》1991年第三期）

# 第八章 内外结合治疗肝性腹水 4 例

肝性腹水多为肝硬化失代偿期，属中医学"鼓胀"范畴。其临床表现多见本虚标实，虚实互见，阴阳错杂，升降乖违。病理因素则为气滞、血瘀、水停，并互为因果。临床治疗难度颇大。元·朱震亨《格致余论·鼓胀论》云："其病胶固，难以治疗。"清·喻昌《寓意草》亦云："……清者不升，浊者不降，互相结聚，牢不可破。"笔者多年来，自拟内外结合疗法，效果满意。今举四例，敬希同道教正。

例1：尹某，男，63 岁，农民。1986 年 11 月 12 日诊。患者有肝病史已 10 年。两周前因黄疸、腹水、右上腹痛于某医院住院治疗，经保肝、利尿等治疗乏效，特来求诊。症见：面及周身金黄色，巩膜深度黄染，右上腹叩压痛明显，两胁胀闷，腹大如釜，腰围94cm，下肢肿，体倦乏力，口苦舌干，纳呆呕逆，小溲短赤，大便干燥、舌红苔黄，脉滑数。查肝功能：II 45U（正常值：2～6U），TTT 18U（正常值：0～6U），TFT（＋＋＋），ZnTT16U（正常值为 2～12U），谷丙转氨酶 168U（正常值＜25，下同），A／G＝32／36。HBsAg 阳性。

**辨证：** 肝胆失疏，三焦遏阻，热瘀互结，水邪犯木。

**治法：** 疏肝利胆，剔瘀下夺。

**处方**：①大柴胡汤加味［柴胡 18g，枳实、黄芩、白芍、半夏、生姜、红枣各 10g，茵陈、金钱草各 30g，大黄（后下）6g 煎服］；②消河饼（方出清·陈杰《回生集》）：田螺 4 枚（去壳），大蒜 5 瓣（去衣），车前草 9g，共捣为膏，做饼贴脐，日一易。

上外合里应，二便通畅，呕止。黄疸、腹水略减。内服方再增全瓜蒌 1 枚；外敷药继用。又两周，黄疸、腹水基本消退。改拟茵陈四苓散及逍遥丸等调治两月余，诸症悉除，肝功能恢复正常。后随访两年，未再反复。

**按**：本例虽属老年肝性腹水，白、球蛋白比值倒置，然证属阳黄实水，故内以大柴胡汤清解荡邪，外以消河饼透析水腑，内外夹击，病邪速溃。倘认老年体弱多虚，误进补涩，必致微疴成膏肓之变，滞固绝振起之望。

**例 2**：尚某，男，49 岁，农民。1987 年 7 月 25 日诊。患者 7 年前罹急性肝炎愈后，一向尚可。今春因家事纠纷，愤懑在怀，遂致两胁隐痛，食后倒饱。继则肢体乏力，脘腹胀满，经当地医院检查，诊为肝硬化伴腹水，治疗月余罔效，特来求诊。诊见：面苍黄乏润，周身浮肿，四肢懈惰，两乳胀痒，两胁胀痛，腹大青筋，腰围 92cm，食少便溏，小溲不利，舌淡苔白，脉弦缓。查肝功能：II 5U，TTT 14U，TFT（+++），ZnTT 18U，谷丙转氨酶 110U，A/G32/38，HBsAg 阳性。B 超：肝弥漫性病变；脾大；腹水。

**辨证**：木横凌脾，土崩水决。

**治法**：补土泄木，敦阜制水。

**处方**：①四逆散合理中汤加味（柴胡、白芍、枳实、党参、白术、陈皮、香附、大腹皮各 10g，炙甘草、炮干姜各 6g)，煎服；②芫花 300g，米醋 4 两，拌炒，趁热熨腹部，每次 40 分钟，日 1 次。

上法治疗 10 日，乳胀胁痛大减，小便增多，大便成形，腹水渐消。继以原方加减出入。治疗月余，腹水全消，诸症悉退，唯脾大尚未回缩，改拟人参养荣丸、大黄䗪虫丸口服，坚持经年，脾大亦消失，多次复查肝功能均正常。随访 2 年，疗效巩固。

按：本例肝木横逆，土阳败坏，水邪泛滥。方投四逆合理中汤，补土泄木，媾和肝脾以安内；外用芫花由表及里，内应甘草，借相反之势行逐水之功；加醋者，制芫花之毒又散瘀消肿；以热熨者，水为阴邪，得温速散也。继以丸剂缓图消脾之大，取缓则治本之义。

例 3：范某，男，56 岁，教师，1987 年 3 月 16 日诊。一年前体检中发现脾大，因肝功正常，亦未介意。后形体消瘦，极易疲劳，饭后腹胀，暮不能食，方于某医院检查。B 超提示：肝慢性病变，肝硬化，脾大，腹水。遂住院治疗。经用西医治疗 3 个月，效果不显，遂自动出院来诊。症见：面色黧黑，形体消瘦，颈及胸前有蜘蛛痣 5 枚，五心烦热，两目昏黯，唇口干燥，渴欲饮水，齿龈渗血，腹大静脉显露，腰围 94cm，脾肋下 4cm，肝未扪及，腰腿酸软，倦怠乏力，大便溏，小便赤短，脉细弦兼数，舌红苔少。查肝功能：II 7U，TTT 12U，TFT（+++），ZnTT 14U，谷丙转氨酶 78U，A/G = 34/42，HBsAg 阳性。

辨证：湿热久稽，肾阴耗涸，水热互结成鼓。

治法：育阴清热，活血利水。

处方：①猪苓汤加味 [猪苓、茯苓、泽泻、阿胶（烊）、茜草各 12g，滑石、白茅根、半枝莲各 30g，血余炭 3g（冲）煎服]；②葱白 250g，捣膏，冰片 3g 研细，掺匀敷脐部，日一易。

上内外兼施，1 周稍效，2 周效著，4 周腹水消失，诸症亦退。改拟八珍膏送服鳖甲煎丸，服药年余，脾亦回缩，复查肝功能 5 次均正常，询访两年，情况良好。

**按：** 本例子病及母，肝移热于肾，湿与热合，决渎壅遏。用猪苓汤加味救肾以济水腑；葱白膏化瘀且疏气机，两方内外呼应，表里协同，故腹水顺利消失。继以八珍膏益气养血，鳖甲煎丸消瘀化癥，寓补于泻，标本兼治，顽疾终克。

**例 4：** 何某，男，48 岁，农民。1986 年 3 月 18 日诊。罹肝病 5 年，屡有反复。春前因事过度疲劳，加之精神抑郁，遂致胸胁不舒，肢体乏力。继则身目发黄，腹部胀满，特来求诊。刻诊：面黄如煤熏，巩膜及皮肤黄染，形羸肢瘦，肌肤甲错，腹大青筋，腰围 87cm。两颧毛细血管扩张，脾肋下 2cm，质软，肝未触及，食欲尚可，但苦腹胀不能进食，大便不实，小溲黄赤。舌淡紫苔白，脉弦数，查肝功能：II 38U，TTT 18U，TFT（+++），ZnTT 20U，谷丙转氨酶 105U，A/G=34/36，HBsAg 阳性。

**诊断：** 慢性肝炎急性发作合并腹水。

**辨证：** 肝郁化火，胆液横溢，水湿内聚。

**治法：** 清化火毒，活血祛湿。

**处方：** ①甘露消毒丹合茵陈四苓汤化裁（茵陈、半边莲、滑石各 30g，猪苓、茯苓、泽泻各 15g，黄芩、连翘、木通、丹皮各 10g，柴胡、石菖蒲各 6g），煎服；②陈稻草、大麦芽各 500g，煎汤浴洗腹部，日 1 次。

上内外结合治疗 1 周，微见效果，继用 4 周，小便通畅，大便成形，黄疸、腹水基本消失。继以异功散加茵陈、柴胡、白芍、丹参等调理3个多月，症状及体征消失，肝功能恢复正常，遂停药。询访两年，情况稳定，未见反复。

**按**：本例宿疾暴发，黄疸、腹水骤起，邪势鸱张，故拟甘露消毒丹直折邪毒；外用陈稻草、大麦芽洗浴，专消水气（清·吴师机《理瀹骈文》载"稻草洗浴治水鼓，麦芽热熨治气鼓"）。浴疗即取以水治水，同气相求之义。后以异功散加味，重在健脾以除鼓胀之根，故愈后疗效巩固。

（本文原载于《新中医》1993年第10期）

# 第九章　慢性乙型肝炎急性发病临床举验

**导语**：本文论述慢性乙型肝炎急性发病的治疗法则，强调不以病毒发病学说考虑用药，不拘泥湿热蕴毒概用清热解毒之法。主要以患者整体特征、性别、年龄、素质、职业及生活环境、习惯等，审察诱因，把握病机，随证治疗，同病异治，继获临床疗效，并对乙肝标志物也具有阴转作用，从而使患者逐步达到全面康复。文中列举治验四则，如：例1，患者长期携带病毒，免疫功能低下，故易外感，感冒又诱发急性发病，故采取扶正祛邪、攘外安内法则，方取人参败毒散鼓邪外出，恢复肝功能，继以玉屏风散、四逆散，益气固表，透解郁邪，阻断邪路，不仅临床获愈，且 HBsAg 阴转。例2，系劳累受寒诱发，病情为肝硬化伴腹水、黄疸，急性发病，辨证属虚属寒，阴黄，故用温中健脾、化湿退黄法，方取理中合五皮散加茵陈蒿，挽回危重局面，继加活血化瘀之品，获得良效。例3，因酒毒诱发，消化道小量出血，黄疸、脾大，病势亦急，治以芳香化浊，醒脾鼓胃，退黄止血，方取香砂平胃合茵陈四苓加茜草，标本兼顾，亦获临床治愈。例4，为暴怒诱发，症见胸胁苦满，干呕逆气，饮食不思，夜不能寐等，以平肝理气、降火豁痰为法则，方取柴胡加龙骨牡蛎汤化裁，及时消除症状，恢复肝功能，继以逍遥丸、归脾丸善后，既巩固了疗效，又使 HBsAg 阴转。

慢性乙型肝炎急性发病，是临床常见病、多发病，严重危害人民的健康及生命。笔者临床采取审查诱因，把握病机，随症治疗，同病异治的法则，既能获临床疗效，并对乙肝标志物也有阴转作用，从而使患者逐步达到全面康复。现举临床验案四则，供同道批评指正。

**例1**：李某，男，34岁，农民。1996年3月21日诊。患者携带乙肝病毒已10年。近年来，极易感冒，每次均淹留时日。自感体质下降，做事力不从心。上周复感冒，身热，头痛身疼，倦怠乏力，前来就诊。询其上述症状外，且有两胁时痛，纳呆不饥，厌油腻，小溲黄。扪肝剑下 3.5cm，肋下 1.5cm，脾未及。脉弦缓，苔薄白。查肝功能：TBiL 1.6μmol/L，TTT 8U/L，TLP 70.9g/L，A 38.5g/L，G 32.4g/L，ALT 326U/L（正常值 50U/L 以内，下同）γ-GTP 125U/L（正常值 50U/L 以内，下同）。HBsAg 阳性。

**诊断**：慢性乙型肝炎急性发病。

**病机分析**：病毒久潜，免疫低下，风寒侵袭，牵动伏邪。

**治法**：扶正祛邪，攘外安内。

**处方**：人参败毒散（党参，茯苓，甘草，枳壳，桔梗，柴胡，前胡，羌活，独活，川芎，薄荷，生姜，茵陈）10剂。

药后，诸症均减，饮食有增。原方续进20剂，诸症消失，肝功能恢复正常。改拟玉屏风散合四逆散（黄芪，白术，防风，柴胡，白芍，枳实，甘草）复调理月余，肝功能持续稳定，且 HBsAg 阴转。自感体质增强，遂停药。随访年余，病未反复。

**按**：人参败毒散治慢性乙型肝炎急性发病，临床累用累验，如有黄疸，加入茵陈蒿，无有不效。该方参、苓、甘草扶正，增强免疫功能；二胡升降阴阳；枳、桔疏通气机；川芎调肝理血；二活、苓、姜借扶正之力，鼓邪外出，肝为木脏，非风药不能畅其条达，故临床应用，效应如响。后用玉屏风散、四逆散乃益气固表，透解郁邪，调理肝脾，阻断邪路，故疗效巩固。

例2：王某，男，32岁，农民。1995年1月8日诊。6年前曾发现携带乙肝病毒，肝功能正常。去冬挖塘掘藕，过劳感寒，遂觉筋疲懈惰，饮食顿减。继则腹胀足肿，小便短少，遂于当地医院检查肝功能：TBiL 48μmol/L，TTT 12U/L，TLP 66g/L，A 34g/L，G 32g/L，ALT 346U/L。乙肝标志物"大三阳"。B超提示：肝光点密集，门脉内径1.3cm，胆囊壁毛糙，脾稍大，腹水少量。患者笃信中医，持单来诊。刻诊：面苍黄，晦暗乏润，巩膜黄染，精神困倦，语言怯弱。肝胆区有叩压痛，腹胀，下腹有移动性浊音。询其畏寒，午后腹胀加剧，便溏，尿赤。脉弦迟，苔白。

**诊断**：慢性乙型肝炎急性发病，黄疸，肝硬化，腹水。

**病机**：寒劳伤形，中气虚歉，五脏凌夺，病发阴黄。

**治法**：温培中州，退黄消肿。

**处方**：理中汤合五皮散加茵陈蒿（党参，焦白术，炮姜，炙甘草，陈皮，大腹皮，苓皮，姜皮，桑皮，茵陈蒿）10剂。

药后，畏寒除，腹胀减，小便增，大便成形。守原方共进40剂，黄疸退，腹水消，饮食大增，精神转佳，肝功能恢复正常。改拟理中汤加桂枝、丹参、桃仁、红花等活血化瘀之属，复调理两月余，脾大回缩，多次复查肝功能持续正常，乙肝血清标志物转为"小三阳"，遂停药。随访两年，未见反复。

**按**：该例寒劳伤形，精气内夺，宿疾暴发。虽有黄疸，乃寒湿发黄，故曰阴黄。方拟理中汤燮理中州，点燃釜薪，升腾阳气，震慑中宫；五皮散健脾化湿，理气消肿；茵陈蒿直驱胆腑，行利胆退黄之功。待正复邪却，大势已定，复以理中加入活血化瘀之品，直捣巢穴，横扫隐患，使肝血荣，脾气健，故疗效稳定。

**例3**：耿某，男，44岁，屠宰业。1994年5月13日诊。服兵役期曾罹乙肝，经住院治愈。复转后业屠宰。素嗜酒，贪杯无厌。数日前，腹胀痛，继则呕吐，呕吐物为饮食物中夹有污血，遂来就诊。B超提示：肝光点密集，血管纹理欠均匀，门静脉内径1.3cm，脾大。肝功能：TBiL 34.6μmol/L，TTT 16U/L，TLP 66g/L，A 32g/L，G 34g/L，ALT 224U/L，γ-GT 90U/L，HBsAg阳性。面色苍黄，巩膜黄染，两乳头铁青色，胸闷，腹胀，纳呆，作呕，大便溏黑，小便黄赤，精神怠惰。脉弦缓，舌淡紫苔白腻。

**诊断**：肝硬化伴门静脉高压，消化道少量出血，黄疸，慢性乙型肝炎急性发病。

**病机**：酒客里湿素盛，阻遏中焦，胆汁淤积，脾胃升降失和。

**治法**：芳香化浊，醒脾鼓胃，兼消淤胆。

**处方**：香砂平胃散合茵陈四苓加味（苍术，厚朴，陈皮，白术，猪苓，茯苓，泽泻，砂仁，木香，茵陈蒿，葛根，茜草，甘草）5剂。

药后胃感舒适，呕胀均减。药已中的，原方随症化裁，先后服50剂，诸症及黄疸悉退，饮食显增，复查肝功能已恢复正常。继以香砂六君子汤加葛根、茜草，复调理两月余，多次查肝功能均正常，脾大亦有回缩，遂停药。嘱终身戒酒。后询访两年，再未反复。

**按**：该例酒积蕴湿，湿与毒合，戕贼中土，消化系统首受冲击，症较急剧。方用香砂平胃、四苓加味，芳香可逐秽，淡渗可祛毒。茵陈退黄，葛根解酒毒，茜草凉血止血，善治内崩，既防消化道再次出血，又助消蓄血发黄；药合病机，故终获良效。

例4：朱某，女，38 岁，农妇。1995 年 8 月 23 日诊。多年前查 HBsAg 阳性，未发过病。素性暴躁，易激愤。1 周前，农作物被窃，怒不可遏，詈骂不休，遂致胸胁苦满，两胁胀痛，干呕逆气，饮食不思，夜不能寐，其夫携来求诊。按脉沉弦，舌暗苔白。因 HBsAg 阳性，予查肝功能：TBiL 15.7μmol/L，TTT 6U/L，TLP 75g/L，A 40g/L，G 35g/L，ALT 235U/L，γ-GT 85U/L。HBsAg 阳性。B 超示：肝光点稍密，胆囊壁稍毛糙，余未见异常。

**诊断：**慢性乙型肝炎急性发病。

**病机分析：**暴怒伤肝，激惹伏邪，血气怫郁，痰火聚结。

**治法：**平肝理气，降火豁痰。

**处方：**柴胡加龙骨牡蛎汤化裁（柴胡，黄芩，半夏，茯神，桂枝，大黄，龙骨，牡蛎，生铁落，郁金，生姜，红枣）7 剂。

药后大便下黏浊秽物多次，干呕、胀疼均减。原方去大黄加琥珀末 1.5g 冲服 7 剂。诸症大减，思谷纳食，夜能安寐。改拟逍遥散化裁，先后调理月余，诸症尽除，肝功能恢复正常。拟逍遥丸、归脾丸早晚轮服，继服 2 月余，多次复查肝功能均正常，HBsAg 亦阴转，遂停药。询访 2 年，未再反复。

**按：**该例由暴怒诱发慢性乙型肝炎急性发病，气血逆乱，神不守舍，痰火猖獗，大有癫狂之势。柴胡加龙骨牡蛎汤有疏肝理气、安神定志之功，方中去铅丹（有毒损肝）加生铁落坠痰火，降逆气，桂枝理顺血脉；龙、牡敛浮越之气，震慑情志。症退肝功能复后，以逍遥丸、归脾丸善后，取其疏肝解郁，健脾养血，使疗效巩固。

# 第十章　慢肝摄卫琐谈

慢性肝炎（罹病已超过半年仍然未愈）患者，除应积极就医以药物治疗外，摄卫问题亦至关重要，现琐谈几点，供病友参考。

## 一、心理摄卫

大凡慢性肝炎，病程较长，患者易产生悲观情绪，或胆怯气懦，惊慌无措；或胸无主见，乱投医药；或丧失信心，听之任之；或疑神疑鬼，坐卧不安等，这都不利于肝病的恢复。罹病是不幸的事，但患者应正确对待疾病，既来之，则安之。要在战略上藐视疾病，在战术上重视疾病。首先，要自我安慰，满怀乐观主义精神，树立与疾病决战的信心。要知道信心就是一种灵丹妙药，它是自己命运的主宰，灵魂的舵手。有信心才能克敌制胜，从精神上排除消极因素。这样才能充实精神力量，增强自身的免疫功能，同医护人员共同努力，就一定会战胜疾病，缩短病程，达到康复的目的。

## 二、饮食摄卫

俗谓肝病是"富贵病"，宜大鱼大肉多进补为妙，这实是一个误区。中医典籍《黄帝内经》中有"食饮有节，谨和五味"的名言。古人还有"不知食宜者，不足以存生"之说，这都说明饮食对人体健康的重要性。过去，美国巴蒂克博士为肝病患者设计的"三高一低"即高蛋白、高糖、高维生素和低脂肪饮食原则，经实践证明，亦非完美无缺。若进食肥甘厚味，或暴饮暴食、偏食等，既伤脾损胃，引起消化不良，或因营养过度，体肥超标，导致脂肪肝、糖尿病、胆结石、高血压等，这都是饮食失调的标志。我国医籍早记载着"五谷为养，五果为助，五畜为益，五菜为充"，提示人们应吃五谷杂粮，结合肉果菜蔬，才能摄取较全面的营养。特别是肝病患者的膳食，要讲究色、香、味、养，做到用食平疴，怡情遣病。平时应粗细搭配，选择豆制品、新鲜果蔬、鱼、瘦肉、禽、蛋、乳等，始终保持食欲旺盛。这里不妨提出"四少四多"即少荤多素，少盐多醋，少糖多果，少细多粗（精米细面不如糙米粗麸营养成分高）的膳食设计，供肝病患者参考。

## 三、体魄摄卫

慢性肝病因机体功能紊乱，常感倦怠懒散。若急性期过后，肝功能逐渐恢复。不必再卧床休息，以免过度休息安逸，身体发胖，体重增加，造成肝炎后肝脂肪变性。中医学"久卧伤气，久坐伤肉"等论述，指示久卧不劳并非正常的休息方式。因此，慢性肝病患者应根据个人体力情况及其爱好，适当地开展一些有益的活动，如：读书、写字、绘画、下棋、听音乐、跳舞、钓鱼、养花、游公园、散步、打太极拳等，以娱乐生活，陶冶精神，以活动锻炼增强体魄，做到劳逸结合，使身体气血通畅，提高机体免疫功能，达到肝病早日康复的目的。

# 第十一章 经方治愈肝炎后综合征4则

随着传染性肝炎患者日益增多，肝炎后综合征临床屡见不鲜。其中有些病例可随时间的推移而自愈，然有相当一部分患者缠绵难愈，终需治疗而获安。究其原委，有肝病日久伤神，肝病虽愈而神未复；有肝病累及脾胃，肝病愈而脾胃病独留；有肝病病邪流散某部、某经、某络，客留不去等。此虽已非肝病作祟，但患者仍疑虑肝病未痊，情绪悲观，精神抑郁。笔者临床常采用经方治疗，效果满意，今列举四例，期望同道教正。

例1：吴某，男，43岁，农民。1995年3月17日诊。罹乙肝四年余，医治未息。近年来肝功能一直正常，乙肝血清标志物除HBcAb阳性外，余皆阴性。B超提示：肝光点稍密，余未见明显异常。患者自感身体不舒，精神忧郁，特来求诊。望其面憔发稀，精神不振；闻其言颠语倒，怯声懦气；询其纳呆少寐，妄梦遗精，夫妻长期分床；诊脉浮大迟缓，舌胖苔白。此久病伤神，血气颓靡。如盗贼入室，威逼抢掠，贼虽遁去，然惶恐失惊，仓促难平。法当敷布正气，调和营卫，震慑阴阳。拟桂枝加龙骨牡蛎汤10剂（桂枝、白芍、红枣、生姜各10g，炙甘草6g，龙骨、牡蛎各30g）。患者服后，精神顿定，诸症大减，饮食显增。改拟当归建中汤，连服20余剂，诸症悉退，病遂告愈，随访1年，未见反复。

**按：** 该患者罹肝病数年之久，不仅气血败伤，神经精神亦受重挫，故表现神分志夺，心绪恍惚。桂枝加龙骨牡蛎汤滋阴和阳，调和营卫，摄敛散失之元神；当归建中汤养血补肝，扶羸益弱。两方前后分施，神安气定，精血充沛，故效应如响。

**例2：** 杨某，男，25岁，学生。1996年8月4日诊。罹肝病5年，病将愈，转而腹泻，缠绵不愈，多次查肝功能均正常，特来求诊。视其面色㿠白，无精打采；询其胃脘痞寒，大便鹜溏，日泻2~3次，腹微痛，无脓血，小便清白，口不渴，恶荤腥及生冷食物；按其心下软，下腹及腰脚冷；脉沉弱，舌淡苔白。此肝病后续发慢性肠炎。如敌国虽灭，附庸复起，骚扰为患。法当温中扶阳，震慑阴霾。拟理中汤10剂（丹参、炒白术、炮干姜、桂枝各10g，炙甘草6g）。药后腹泻、腹痛大减，饮食增，精神振。继以理中丸调理半个月而痊。随访1年，疗效巩固。

**按：** 肝主疏泄，实人体消化系统之主宰，胆、胃、肠、胰莫不赖其疏泄之功而各行其道。故肝病常伴有或续发胆囊炎、肠炎等症。该例素蓄中寒，肝病时已累及肠道失调，故续发泄。正如三军统帅不力，大气必然不振。方取理中汤加桂枝，如燃釜底之薪，气化升腾，上输华盖，下摄州卅，如离照当空，群阴退避，泄泻焉得不止。

**例3：** 花某，女，33岁，农妇。1996年2月16日诊。患乙型肝炎2年余，经治疗肝功能已多次正常；B超提示肝、胆、脾三器官均未见明显病变。但患者始终干呕逆气，影响进食，前来求诊。观其面枯形瘦，愁眉紧锁；闻其嗳声频频时作时止，或吐清水；按其心下痞硬；脉弦紧，舌苔白滑。此肝病后大邪虽去而痰瘀著留，清无所归而不升，浊无所纳而不降。如大敌溃败，战场未清，供给受阻。法当温通降逆，逐瘀蠲饮，安定中土。拟旋覆代赭汤加生山药取 5 剂［党参、半夏、生姜、旋覆花（布包）、红枣、炙甘草各 10g，代赭石、生山药各 30g］。药后嗳气减轻，饮食渐进。继以原方加减出入，服药 20 余剂，诸症悉除，遂停药。随访 1 年，已恢复健壮。

**按：**该例患者肝病后脾胃虚弱，三焦失职，痰瘀阻遏于胸膈，清浊失灵于上下，故干呕嗳气。方中旋覆花旋转于上，使阴中格阻之阳升而上达；代赭石重坠于下，使恋阳留滞之阴降而下达；怀山药固摄气化、滋润血脉，助参、甘、大枣养正补其虚；姜、夏奏祛痰开痞之功。全方药合证宜，故起沉疴。

**例 4：**王某，男，38 岁，手工业者。1996 年 7 月 21 日诊。罹乙肝 6 年余，临床治愈近 2 年，乙肝血清标志物已阴转，且 HBsAb 阳转。然患者仍有明显自觉症状，多处投医罔效，前来求诊。主诉：胸中烦热，似有物阻塞，自感呼吸不畅，口苦咽燥，饥不欲食，右肋时感有股热气游串于胸、膈、肩、肘等部，热至烦躁难堪，瞬息消逝状若平人，日反复发作多次。经听诊、胸透、B 超等检查，均未发现明显病变。查体温正常，扪其胸有痞塞感，心下软，按之痛，手足温。按之脉浮数紧，苔薄白而燥。此肝病后余邪散结于心下，两国交兵，大敌虽溃，败兵散卒，时有窜扰。治当清泄气热，敛熄浮游之火，扫其余毒。拟枳实栀子豉汤加生百合 7 剂（枳实、栀子、淡豆豉各 10g，生百合 30g，轻煎服）。药后病大减。续进 7 剂，霍然而痊。随访年余，安然无恙。

**按：**该例肝病难愈，然余毒散在，肆而为虐。枳实栀子豉汤为大病瘥后劳复之方，善于清热除烦，有荡涤余邪之功；生百合乃轻清之品，最清热病后余邪虚烦、惊悸、神志恍惚等症。《本草述》云："百合之功在益气而兼利气，在养正更能祛邪。"今投方惬当，故迅即奏效。

# 第十二章 鸡子清饮治疗老年便秘的经验

老年便秘为老年常见病之一，属中医学脾胃病范畴，西医学列为消化系统疾病。笔者临床治疗 52 例，疗效满意，介绍如下。

## 一、临床资料

52 例均系我部门诊患者，除外肠道肿瘤、梗阻、绞窄所致便秘，男 24 例，女 28 例。年龄 62~81 岁，平均 71.1 岁。有习惯性便秘史者 28 例，病史最长 10 年，最短年半；新近发病者 24 例，病程最短 7 天，最长 13 天。

## 二、临床表现

老年便秘，极为痛苦，始由粪便干燥，排解费力，继则结硬成块，或状若羊屎，临厕努挣，肛门痛裂，甚或出血，难以排出。有因蹲厕过久，头目昏眩，排之不出，欲罢难忍，以致腹胀痛闷，食欲减退，精神紧张，苦楚难堪。

## 三、治疗方法

鸡子清饮，用新鲜鸡子 2 枚，去黄取清生用，生麻油 50g，玄明粉 10g，3 味同搅拌均匀，早晨空腹服。一般服后半日许，可排出大便。若当日未排，乃肠内燥结较甚，次晨复进 1 剂，最多不过 3 剂，大便必通。便通后，上方去玄明粉，名二味鸡子清饮，继服 1 周或旬日，可巩固疗效。有习惯性便秘史者，愈后每周服 3 次二味鸡子清饮，可防病情反复。患者愈后，应养成定时排便习惯，建立良好的排便条件反射；适当调整饮食品种，多饮水，多食含有纤维素的食物，如蔬菜、水果等；并应适当进行力所能及的劳动和体育锻炼等。

## 四、治疗结果

52 例患者全部治愈。服药当日通便者 29 例，2 日通便者 18 例，3 日通便者 5 例。愈后 3 个月内有反复者 13 例（未服二味鸡子清饮），用原方治疗复效，遵服二味鸡子清饮，未再复发。

## 五、典型病例

例 1：刘某，女，72 岁，1994 年 3 月 7 日诊。大便难已 3 年余，三五日大便 1 行。近旬日来便秘，屡登厕努挣，艰涩不通，延余诊视。望之形瘦肢柴，瞑目疲卧，懒于语言；询之素贫活动，常日坐夜卧，3 日未食，腹胀憋闷；前日其子曾从肛门拨出嵌塞燥屎数枚，硬结如石；诊脉沉涩，苔燥乏津。此老年虚秘之候，瘦人多火之躯，津亏炽盛，水乏舟停，故有此疾。拟鸡子清饮，连进 3 剂，先后下结粪 30 余枚，胀闷遂除，腹饥思食，进以糜粥，继服二味鸡子清饮，大便复常，隔日 1 行。询访 3 日，疗效巩固。

例 2：孙某，男，68 岁，退休职工，1994 年 7 月 12 日诊。鳏居 10 年，素日寡欢，常借酒消忧，且贪食厚味，多年来，大便不爽。近月余多次便秘，开塞露虽解燃眉之急，但无却疾除患之灵，故求余诊治。视其体丰质脆，气怯喘嘘，神情焦虑，时有呻吟。腹胀满，按之痛。舌胖苔黄，脉滑大。此精神抑郁，气机不畅，酒食厚味，壅积胃肠，升降失职，传导遏阻，乃阳结之候。拟鸡子清饮，倍玄明粉，1剂通畅，再剂诸症悉除。继服二味鸡子清饮数日，并调整生活饮食规律，病获痊愈。

## 六、讨论

老年便秘，病非小可，不仅苦楚难堪，又可诱发心脑血管疾患，如登厕努挣之际，猝发脑中，或心脏骤停，已不罕见，故不可等闲视之。本文所述老年便秘，主要有精神忧郁，情志不遂，或嗜酒辛辣，饮食厚味，或进食过少，懒于活动，或牙齿缺损，咀嚼受限，或素质偏瘦，阴血不足等，以致脾失健运，胃失和降，传导失控，肠道干涩，形成便秘。古人云："九窍不和，都属胃病。"即此之谓。

鸡子清饮属食疗类方。其鸡子清，性甘凉，有清热、解毒、增液、润燥之功。《中药大辞典》鸡子白条下云："鸡子白的蛋白质，在营养上是优良的，因它含所有的必需氨基酸。"笔者临床体验，其清热解毒、增液润燥之功，有利于保护内脏特别是胃肠道黏膜，故有利于通便。生麻油甘凉，解毒生肌，润燥通便。《随息居饮食谱》云："润燥、补液、息风、解毒杀虫，消诸疮肿。"又云："诸油唯此可以生食，故为日用所珍，且与诸病无忌……"《周礼》曰："滑可养窍。"故麻油有滑窍通便之用。玄明粉辛、咸，性寒，功用润燥、软坚、泄热、导滞，其性柔易溶于水，《老子》有云："天下莫柔弱于水，而攻坚强者莫之能先。"玄明粉无大黄推墙倒壁之猛，而有软坚化燥、推陈致新之能。余临床善用之，凡痰、火、闭、结之疾，用之屡奏奇功。上三味为剂，益阴液，解热毒，软坚化燥，润脏通窍，诚老年便秘之良方也。

（本文原载于《中国老年脾胃病学术研究》，
天津科学技术出版社出版）

# 第十三章　略谈肝硬化的几个问题

肝硬化是危害人类健康最严重的疾病之一。据可靠资料证实，近十年来，全球肝硬化患病率总趋势是升高的。因肝硬化而死亡者人数居各病因所致死亡数第九位（包括各年龄段），而在大于40岁组中，则高居第四位，与其他病因相比有明显增高的趋势。肝硬化的致病因素是多方面的，诸如血吸虫病、酒精中毒、胆汁淤积、循环障碍、代谢障碍，还有各种不明原因等。但目前引起肝实质性病变形成肝硬化主因的，也是我们要研究的主要课题，就是慢性乙型肝炎。当前，乙型肝炎已成为城乡的常见病、多发病。父子同病、兄弟同病、夫妻同病，一家数口相继感染已不罕见。它的发展和转归是肝炎→肝硬化→肝癌。我这里就肝硬化的几个问题略谈如下，谬误之处请同行批评指正。

## 一、肝硬化的定义及古人对肝硬化的描述

肝硬化是西医学病名，它是根据肝实质产生弥漫性结节性再生和结缔组织增殖，形成假小叶而称为肝硬化的。进行形态学分类时，具体以下三项条件，可称为肝硬化：①必须整个肝脏受损害，但不一定是所有肝小叶均受损害；②至少在某一时期曾存在肝细胞坏死；③确切的所见，是存在肝实质的结节性再生和小叶

结构改变。据上述三项条件，患者右肋可触到硬块，这即中医学所谓"癥瘕"者是。中医学对肝硬化早有论述，现简摘几条如下：《难经》曰："肝之积名曰肥气，在左肋下，如覆杯，有头足（似肝硬化引起的脾大）。""脾之积名曰痞气，在胃脘，覆大如盘（似肝左叶大引起的胃部膨胀）。""肺之积名曰息贲，在右肋下，覆大如杯（似肝右叶大于肋下）。"《金匮要略》曰："肝水者，其腹大，不能自转侧，肋下腹痛（似肝硬化并发腹水）。"《证治汇补》云："更有单腹胀者，腹大肢瘦（很像肝硬化腹水）。"中医学文献虽无肝硬化这一病名，但古代医学家对肝硬化的症状早已描述得十分具体。

## 二、肝硬化临床表现

"有诸内必形诸外"，苟能临床细心体察，对肝硬化的诊断，虽不能完全确切，但亦能窥其大概。现就肝硬化的临床表现列下：

1. 肤色及舌的表现：①面部呈现黄色夹有血缕；②面部呈现铁青色（黧黑状），面如烟熏，天庭晦暗，灰滞不泽，大凡面呈青黄色者多属初期肝硬化；面呈铁青色者则肝硬化形成；③胆汁性肝硬化可于上眼睑、手掌皱纹以及腕、肘、膝、踝关节的伸侧和臀部出现黄色瘤；④在少年肝硬化患者皮肤常发现痤疮；⑤面、颈、胸、手等暴露部位出现血缕，西医学称为蜘蛛痣；⑥掌的大小鱼际、指尖和指间皮肤明显红变，有的呈斑纹状，此为肝掌；⑦脐周皮肤变灰色，肝硬化伴门脉高压、肝癌、急性胰腺炎者常见此征；⑧舌质呈蓝红色，舌体增大，边缘多有齿痕，无明显舌苔而湿润；⑨舌边缘有紫青色斑点，大如西瓜子：如斑点突出表面者，大多恶化为肝癌；⑩舌质红绛，舌苔剥落，舌体强硬不柔，表示有即将出现肝昏迷的征兆。

2. 消化系统的表现：①腹胀，肝硬化常有上腹部胀满的表现，特别在食后或午后较为明显；②腹泻，稍食油腻即腹泻明显加重，在其他症状不明显时，常误诊为慢性肠炎；③口、眼常有干燥感，早晨较为明显，慢性肝炎口常有干、涩、苦的感觉；④口中无味，食不知味，有的则恶闻食臭，表现为厌食。

3. 泌尿系统的表现：①小便色黄赤如血；白日尿少，夜睡尿多；②小便较少，尿流不畅。

4. 全身症状表现：①倦怠无力，小腿发酸；②消瘦，体重逐渐下降，四肢瘦削，独腹胀大；③浮肿虚胖，眼睑及踝骨处较明显；④齿、鼻、肌衄；⑤有恶化趋势者常出现夜盲；⑥男性乳房发育，性欲丧失，睾丸萎缩和阳痿；⑦女性停经、不孕（受孕者很罕见），或痛经。

5. 精神状态：①心烦易怒，性格改变；②性情抑郁，表现极为不乐，处于抑郁状态；③肝硬化并发肝昏迷前期，常出现精神病状态。

## 三、肝硬化用药之禁

1. 禁峻攻逐水，如方剂中之十枣汤、舟车丸、疏凿饮子、鼓胀丸等，药物中之遂、戟、芫、丑、巴豆、商陆等物。此等方药对腹胀腹水虽一时暂快，时医常妄自夸张，病者不察，暂感轻松，但为时不久，病复如旧，滔天之势，竟不可为。

2. 禁辛热彪悍之品，如附子、干姜等物。最易涸劫阴液、动阴血，妄投则如抱薪救火，五内俱焚，祸不旋踵。

3. 禁破血行血。中医学和西医学都承认肝藏血，肝病后，特别是肝硬化形成后，肝脏血容量减少，肝失血养，形成恶性循环，故肝病易出现出血现象。此时宜保肝不宜伐肝，宜养血不宜破血。如斑蝥、水蛭、苏木、三棱、莪术等品均在所忌。

4. 禁破气降气。由于有些人认为肝病是"肝气郁结""肝郁气滞""气滞血瘀"逐步形成肝硬化。因而在治疗上常常以槟榔、沉香、郁金、大黄等攻之，造成攻伐太过、元气散失、病情加重。

总之，肝硬化为肝脏遭受外邪（病毒）侵袭而变异，若再以攻伐剋削之剂伤之，实促其早亡。

## 四、治疗肝硬化之探讨

目前对肝硬化的治疗，国内外尚无满意的方药。兹就个人的体会，提出几点，供同道参考。

1. 肝病用药不宜庞杂。治疗转氨酶长期不正常，余每以单味药或数味药而取效。常用的有山楂、夏枯草、紫金牛、冰糖等。

2. 治疗肝硬化引起的脾脏肿大，常以生白术、生牡蛎、生山楂、血丹参为剂，中成药之鳖甲煎丸合补气药物如太子参、黄芪等，曾收到良好效果。

3. 治疗血浆白蛋白降低、球蛋白升高、白球比倒置，常以夏枯草、瘦猪肉煎服吃肉，配合服乌鸡白凤丸。饮食调理尤为重要，如鲤鱼、花生米、瘦肉、牛肉汤、狗肉及汤等。

4. 治疗浊度的增高，除采用纠正白球比倒置药物外，加用当归丸并于适当方剂中加入青黛、白矾等药物。

5. 治疗腹水常用《金匮》方防己茯苓汤（防己、茯苓、桂枝、黄芪、甘草），如四肢肿则用防己黄芪汤（防己、炙甘草、白术、黄芪、生姜、大枣。喘者加麻黄，胃不和加白芍，气上冲者加桂枝）。此外，白茅根、蝉蜕、将军干、鸡内金可随证加入。另有一方用白矾、黑豆、圆红枣（三味同煮熟以不含水为度）、馒头（切片焙黄）、核桃仁（焙黄），以上等份，制丸晒干，每天服一至二两，开水送服。此方有一定疗效。

关于肝腹水的治疗问题，自古医家的认识就不统一，有主攻者，有主补者。主攻派引证《内经》"中满者泻大于内"和《金匮要略》"病水腹大，小便不利，其脉沉绝者有水，可下之"的理论，提出病去则元气自复。主补派如朱丹溪曰："湿热相生胀病，经曰鼓胀是也。验之治法，理宜补脾，又须养肺金以制木，使脾无贼邪之虑，滋肾水以制火，使肺得清化之令，却盐味以防助邪，断妄想以保母气，无有不安。医不察病起于虚，急于作效，炫能希赏，病者苦于胀急，喜行利药，以求一时之快，不知宽得一日半日，其肿愈甚，病邪甚矣，真气伤矣，去死不远。"后世医家则主张攻补兼施，如《医术》云："察其脏腑之阴阳，部分之高下，气血之多寡，新久之浅深，元气之厚薄，或十攻而一补，或半攻而半补，或十补而一攻，握一定之算，然后能取决于必胜也。"肝硬化究竟如何治疗，尚希同道共同总结经验，做进一步的探讨为幸。

# 第十四章　针刺为主治愈注射性瘫痪 2 例

例1：孟某，男，15 岁，学生。1976 年 11 月 6 日就诊。患者于 8 月间患疟疾，在某诊所注射复方奎宁 1 支。注射部位为左臂三角肌处。注射时，患者疼痛难忍，抽针后从肩臂沿肘直至五指均感麻木，翌日竟颓废不仁。经当地医院注射加兰他敏、维生素 $B_1$ 等药月余而无效。后迭次更医，曾服黄芪桂枝五物汤、人参再造丸等亦未见好转。刻诊：左上肢呈弛缓性瘫痪，皮肤温度较健侧明显降低，肌肉松弛，肌张力低下，肘臂不能抬举，但在平面上能微移动，五指稍能弯曲，无力攥拳握物。治取患侧肩髃、曲泽、后溪穴为一组，另取曲池、外关、劳宫穴为一组，两组隔日交替轮刺。手法采取先浅后深三部进针法，每穴运针 3次，留针半小时，然后徐徐出针。同时拟紫背浮萍捣细末，炼蜜为丸，每服 10g，开水送服，1 日 3 次。经用上法治疗半日，患肢明显好转，皮温渐增，肌张力进步，肘臂略能向上抬举，掌亦能握。继用原法治疗一日，患肢运动功能基本恢复正常，遂停针、药，观察一年，两上肢发育及运动功能无异。

例2：陆某，男，16 岁，学生。1977 年 9 月 26 日就诊，患者 2 个月前患疟疾，于本村卫生室注射复方奎宁 1 支。注射部位为右臂三角肌处。注射后，患者即感右臂自上而下沉重麻木，抬举困难。回家后，右上肢麻木不仁，继则瘫痪不用。经某医院用电针治疗3周罔效。后虽多方求医，亦无明显好转。刻诊：右上肢呈不完全性瘫痪，肘肌微松弛，肌张力低下，抬肩、举臂、握拳、摄物均受限。治法同例1。2周后，患肢运动功能逐渐好转，再治5周，病告痊愈。

讨论：以上两例患者均因注射复方奎宁时注射部位、手法不当而伤及经络，以致气血失和，经筋失养，遂成瘫痪。在治疗上，取肩髃穴以条达手阳明经之血气，曲泽穴疏通手厥阴经之血脉，后溪穴通调手太阳经之筋脉；曲池穴，有调和营血的作用，主治上肢关节疼、麻痹、偏瘫等疾患；外关穴，有通经络气滞之效，亦主麻痹、瘫痪等病；劳宫穴，主中风、手痹等病。在手法上采取留针候气的补法，即虚则补之之意。在针刺的同时，配合家传单方浮萍为丸内服。《玉楸药解》云："浮萍主瘟疫斑疹，中风喝斜，瘫痪……"据此针药合用而有效。

# 第十五章 小柴胡汤加味治疗乳糜尿 32 例

乳糜尿的病因有寄生虫性和非寄生虫性两类，前者较多见而后者较罕见。在治疗上目前尚无特效疗法。笔者自 1986~1995 年于门诊收治 32 例乳糜尿患者，拟用小柴胡汤加味治疗，效果满意，报道如下。

## 一、临床资料

本组 32 例患者均经实验室检查确定为乳糜尿患者。其中男 25 例，女 7 例。年龄最小者 30 岁，最大者 56 岁，平均年龄 42.8 岁。病史最长 18 年，最短 6 年，平均 11.5 年。有班氏丝虫病病史者 26 例，未查出班氏丝虫病者 6 例，但均除外结核、肿瘤、胸腹部创伤或手术所致乳糜尿。间歇发作期最短 3 个月，最长 1.9 年，呈持续发作者 5 例。不伴有其他症状者 12 例，伴乏力、畏寒、低烧、腰痛或膀胱刺激征者 20 例。表现消瘦、营养不良或贫血者 5 例。

## 二、治疗方法

小柴胡汤加味：柴胡 24g，党参、黄芩、半夏各 9g，红枣、生姜、炙甘草各 6g，白茯苓，向日葵茎髓各 15g，水煎服。日 1

剂，早晚 2 次服。14 日为 1 个疗程，1~2 个疗程可获临床治愈。

## 三、疗效标准及治疗结果

1. 疗效标准：服药 1~2 个疗程，乳糜尿及伴随症状完全消失，2 年内无反复发作者为临床治愈；症状消失后 2 年内复发者为有效；服药 2 个疗程乳糜尿仍未止者为无效。

2. 治疗结果：临床治愈 30 例（93.7%），有效 2 例（6.3%），总有效率 100%。

## 四、病案举例

马某，男，42 岁，农民。1989 年 7 月 21 日诊。患者 10 余年前患班氏丝虫病，当时服过枸橼酸乙胺嗪治疗，后未复查。7 年前出现乳糜尿症状，虽屡投医治疗，仍时作时止，每值农事大忙季节，频繁发作。此次发病已 10 余日，加重 3 日，尿液呈粉红色，静置后凝结成软块状物，伴畏寒，低热（37.8℃）。察其形体消瘦，面色乏润，轻度贫血貌。脉弦数，舌如常。拟小柴胡汤加味 7 剂。药后，诸症大减。继服 7 剂，乳糜尿基本消失，诸症亦随之悉退，嘱再服药 1 个疗程巩固。随访 2 年，未再发作。

## 五、讨论

小柴胡汤为《伤寒论》少阳病主方。近代诸贤临床多有发挥，如治疗肝胆病，流行性感冒，支气管肺炎，肺结核，胸膜炎，肠系膜淋巴结炎，肾炎，血液病，耳、目等疾病，屡有报道。然其治疗乳糜尿有良效，鲜为人知。笔者认为小柴胡汤有抗炎、抗过敏、增强人体免疫功能之功效。桂林本《伤寒杂病论·

卷第十一》载："小便痛秘，下如粟状，少腹弦急，痛引脐中，其名曰淋，此热结在下焦也，小柴胡加茯苓汤主之。"乳糜尿属中医学"膏淋"与"尿浊"范畴，症状与上述条文相似，取该方复加入治疗乳糜尿有效单方向日葵茎心为剂，临床投用，其效果著，故彰之于同道参考。

# 第十六章 柴苓桂平汤为主治疗肝腹水 152 例

提要：以柴苓桂平汤为主，结合西药螺内酯等治疗失代偿性肝硬化腹水 152 例，结果总有效率为 83.55%。本方随证化裁，对肝硬化腹水多种证型皆有较好的疗效。

关键词：柴苓桂平汤；肝硬化腹水。

笔者近 10 年来，拟仲景小柴胡汤、五苓散、桂枝茯苓丸合《太平惠民和剂局方》平胃散组成复方，临床治疗失偿性肝硬化腹水（下简称肝腹水）152 例，疗效满意，报告如下。

## 一、临床资料

1. 一般资料：152 例肝腹水患者，为我部门诊 1990 年 2 月~1993 年 12 月选择的病例，均为病毒性肝炎后肝硬化并发腹水者，除外肝占位性病变。男 115 例，女 37 例。年龄最小者 26 岁，最大者 68 岁，40~60 岁者占 68.42%。病程最短 14 天（偶然发病即为肝腹水者），最长 10 年。首次肝腹水者 56 例（36.84%），2 次腹水者 52 例（34.21%），3 次腹水者 28 例（18.42%），3 次以上者 16 例（10.53%）。

2. 临床体征、症状：经 B 超探查普遍具有不同程度的肝实质性病变，如肝光点密集、增强、增粗，并提示腹水暗区等。其中肝大者 82 例，缩小者 13 例；脾大者 79 例；胆囊壁毛糙者 75 例，胆石症者 9 例。实验室检查：血清胆红素高于 17μmol/L 者 47 例，谷丙转氨酶高于正常值者 94 例，白、球蛋白比值失调者 68 例，白球比倒置者 73 例。查体：面色多晦暗或萎黄、黧黑，部分病例有蜘蛛痣或肝掌，少数腹壁静脉曲张；腹围最大 121cm，最小 82cm；72 例有下肢水肿，8 例并发胸腔积液。多数患者出现鼻衄、齿龈出血，16 例曾发生过呕血、便血。此外，还表现有不同程度的营养不良，消瘦、肌肤甲错、贫血等。舌质表现暗淡或紫蓝色，舌体胖有齿痕者多，苔薄白或厚腻；脉多沉迟、弦缓、细弱等。

## 二、治疗方法

1. 以柴苓桂平汤为主。方药：柴胡 24g，党参、半夏、黄芩、丹皮、猪苓、茯苓、苍术、白术、泽泻、赤芍、白芍、厚朴、陈皮、桃仁、生姜各 10g，桂枝、炙甘草各 6g，红枣 3 枚，煎服。日 1 剂，3 个月为 1 个疗程。加减：有黄疸者加茵陈、金钱草；周身浮肿者合五皮饮；有出血倾向者加茜根、仙鹤草；门脉压增高者加三七、炮甲珠、水蛭粉；肝脾肿大者加醋莪术、水红花籽；虚热者加青蒿、地骨皮；肝肾阴虚者加生地黄、旱莲草、女贞子；气郁者加郁金、青皮；气虚者倍党参加黄芪。

2. 低蛋白血症者每周适量输给人体白蛋白或全血；在服中药同时，结合大剂量西药利尿剂螺内酯，成人每次 80～200mg，4 次/日，待腹水减半，逐渐递减，直至腹水大势已去后停用。

3. 饮食：一般腹水者限制食盐摄入，日限 3g 以内；腹水严重者忌食盐，待腹水消失后，与开盐酱服药方法。食谱每周可安排猪、牛骨汤 3~5 餐，鲤鱼赤豆汤或鳅鱼汤尤妙。

## 三、治疗结果

1. 疗效标准　显效：①腹水及症状消失；②肝功能基本恢复正常（总胆红素、谷丙转氨酶、AKP 均达正常值；A/G 倒置得到纠正）；③随访 1 年疗效巩固者。有效：①腹水及主症消除 80%以上；②肝功能主要项目接近正常；③停药半年病情稳定者。无效：经治疗 1 个疗程病情未见好转甚或恶化者。

2. 结果　显效 95 例（62.50%），有效 32 例（21.05%），无效 21 例（13.81%），死亡 4 例（2.63%），总有效率 83.55%。有效例中，服药 1 个疗程者 53 例，2 个疗程者 37 例，3 个疗程者 23 例，3 个疗程以上者 14 例。腹水消失一般在 1 个月左右，最快者 2 周，最迟者 8 周。肝功能恢复一般需 1 个疗程左右，迟者达 3 个疗程。

## 四、典型病例

殷某，男，60 岁，农民。1991 年 9 月 24 日诊。肝病 10 年，多次反复，两次出现腹水。旬日来，倦怠乏力，饭后腹胀。B 超示：肝弥漫性病变，肝硬化；胆囊壁毛糙；脾增大；腹水大量。肝功能：总胆红素 37μmol/L，TTT 18U，谷丙转氨酶 94U，A/G=32/38，HBsAg 阳性。诊见：面灰暗，巩膜黄染，消瘦，肌肤甲错，颧及颈部有血痣 4 枚。腹大如釜，柔软，两胁支撑，腹围 118cm。口苦咽干，牙龈渗血。便溏溲黄赤。舌淡紫，舌胖有齿痕，苔白腻；脉弦缓而沉。此气虚、血瘀、水停之候，拟上方加味；另服螺内酯每次 80mg，4 次/日。上法治疗 2 周，大便转实，小便增多，黄疸与腹水亦略有所减，嘱中西药并进，继续治疗2周，黄疸基本消退，腹水亦除强半，饮食增加，精神好转。上中药视病情加减化裁，螺内酯随病情递减（服1个月即停）。治疗1个疗程后，腹水基本消失，肝功能亦接近正常。患者坚持服用中药，并遵饮食调摄宜忌等，先后治疗2个疗程，服药百余剂，终获显效。

## 五、讨论

肝硬化腹水属中医学鼓胀范畴，素为四大难证（风、劳、鼓、膈）之一。其临床特点复杂，表现本虚标实，虚实互见，阴阳错杂，升降乖违。其病理机制主要为气滞、血瘀、水停等。西医学认为，肝硬化腹水的出现，说明肝细胞功能与门脉系统功能已降至极低，肝硬化到了晚期，亦认为属难治性疾病。就患者整体而论，机体机能衰竭是本，肝病为标；就病位而论，肝病为本，腹水为标。就治疗而论，认为徒以攻逐水饮或过分利尿，均将导致血容量更加减少，肾功能亦将衰竭，从而诱发肝昏迷，促使病情继续恶化。柴苓桂平汤有利于机体机能的恢复与调整，用以疗本；西药输血或白蛋白及大剂量螺内酯利尿，急功近利，长于治标，两者结合，常可缩短疗程，提高疗效。柴苓桂平汤在临床上，有改善肝细胞功能，降低门脉压，提高血浆蛋白，激发肝组织再生，消除腹水等作用。其中小柴胡汤有调节免疫功能，抑制肝血流量降低，促进肝细胞增殖，抗变态反应，抗炎和抑制实验性肝损伤等作用。五苓散可改善酒精代谢和利尿，具有在脱水状态下抗利尿、水分过剩状态下则利尿的调节水分代谢作用。研究认为，柴苓汤是治疗失代偿性肝硬化，控制腹水，改善肝功能的理想中医疗法。桂枝茯苓丸有较好的活血化瘀作用，可消除肝脾肿大及改善门脉压。有关资料表明，桂枝茯苓丸通过降低全血黏度及抑制血栓素 $B_2$ 生成，对微循环具有有益作用。平胃散为健脾祛湿，调畅气机，除胀消满之名剂。四方组合，共奏燮理阴阳，调和气血，疏通水道，标本同治之妙。

柴苓桂平汤由 19 味药物组成，它包括桂枝汤、柴胡桂枝汤、苓桂术甘汤、胃苓汤等 10 多个最常用、最具实效的方剂。其作用概括：①调和营卫，柔阴和阳；②通阳化气，利水除湿；③活血化瘀，畅脉通络；④解郁散结，流通血气；⑤升清降浊，启上开下；⑥健脾和胃，除胀消满；⑦疏肝利胆，抑水培土；⑧扶正祛邪，安内攘外。该方临床如能圆机化裁，不仅适用于肝腹水，还可活用于慢性迁延型肝炎、慢性活动性肝炎及早期肝硬化无腹水者。

（本文原载于《疑难杂症治验》第 3 卷　1996 年 5 月出版）

# 第十七章　甘缓挽急法治疗儿童急性乙型肝炎 366 例

提要：甘缓挽急法治疗儿童急性乙型肝炎，但用稼穑作甘之本味，而苦辛等味在所不用，儿童乐于接受治疗。本文观察治疗 366 例，结果临床治愈 103 例，基本治愈 126 例，治愈 97 例，总有效率 89.07%；HBsAg 阴转率 26.5%，为治疗儿童乙肝开辟了一个新的蹊径。

关键词：甘缓挽急法；儿童急性乙型肝炎。

目前，儿童急性乙型肝炎在治疗上尚乏特效疗法。笔者多年来拟甘缓挽急法，临床观察治疗 366 例，疗效尚为满意，报道如下。

## 一、临床资料

1. 病例选择：于 1990 年 4 月～1993 年 12 月门诊患儿中，选择符合 1984 年南宁会议修订的《病毒性肝炎防治方案（试行）》中急性乙型肝炎诊断标准的患儿，经治疗满 1 个疗程者，列为观察对象。本组男 241 例，女 125 例，男女之比为 1.928 : 1。平均年龄 7.2 岁。病程最短 7 天，最长 32 天，平均 21.8 天。

2. 实验室检查：均经血清学检查确诊 HBV 急性感染者。其中 17μmol/L ≤ 血清总胆红素 < 30μmol/L 者 65 例，血清总胆红素

≥30μmol/L 者 28 例。100U/L ≤ ALT<200U/L 者 117 例，ALT ≥ 200U/L 者 249 例。TTT 异常者 52 例。

3. 症状及体征：患者普遍具有不同程度的倦怠、乏力、纳呆、厌油等，其中发热者 72 例，腹痛者 64 例，腹泻者 68 例，呕逆者 43 例。黄疸型者 93 例，肝大者 107 例，脾大者 42 例。

## 二、治疗方法及结果

1. 治疗方法：甘缓挽急法基本方：生麦芽、大枣、玉米须各 30g，党参、猪苓、金钱草、垂盆草、冰糖各 10g，甘草 3g（上为 8 岁儿童日剂量，临床可视儿童年龄增减）。煎服，日 1 剂，1 个月为 1 个疗程。加减法：黄疸型加白茅根、车前草各 15g；发热加地骨皮、竹叶各 6g；呕逆加竹茹、枇杷叶各 6g；腹泻加炒苡仁、炒白扁豆各 6g；厌食加焦山楂、焦谷芽各 6g。

2. 疗效标准及结果：疗效标准：按南宁会议"病毒性肝炎的治愈标准，急性肝炎、急性乙型肝炎治愈标准"（略）。

治疗结果：临床治愈 103 例（28.14%），基本治愈 126 例（34.43%），治愈 97 例（26.50%），无效 40 例（10.93%），总有效率为 89.07%。有效例中，HBsAg 阴转者占 26.50%。上服药 1 个疗程者 54 例，2 个疗程者 203 例，3 个疗程者 109 例。

## 三、典型病例

赵某，男，8 岁。1990 年 4 月 11 日诊。患者发热、尿黄、倦怠、纳差 7 天，加重 2 天，特来求诊。实验室检查：总胆红素 23.6μmol/L，TTT 5U，ALT>200U，HBsAg 阳性。肝肋下 1.5cm，脾未及。巩膜黄染，精神不振，近 2 日厌油腻，呕逆，大便溏，小溲黄赤，舌微红，苔白，脉弦数。拟诊急性乙型黄疸型肝炎。拟上方加味取 10 剂。药后，热退，精神转佳，二诊取原议 10 剂。三诊：黄疸及诸症大减，纳可，前议略做化裁 10 剂。1 个疗程后复诊，症状基本消退，肝功能恢复正常，唯 HBsAg 仍阳性。患者按基本方又服 1 个疗程，诸症悉除，肝大回缩，肝功能稳定，HBsAg 阴转，遂停药。随访 1 年，疗效巩固。

## 四、讨论

1. 儿童乃稚阴稚阳之躯，脏腑各系统发育尚不健全，自我调节及适应能力差，特别是肝脏对感染、缺氧、药物、病毒等致病因子较为敏感，肝细胞易受损害。乙肝病毒致病机制较复杂，目前，国内外对乙肝的治疗尚缺乏特效疗法。中药中虽有不少品种具有抗病毒、消炎、利胆等作用，但味苦性寒者偏多，儿童难于接受，况此类药久服，对儿童有损阳劫阴之弊。清·吴瑭《温病条辨·儿科用药论》指出："夫苦寒药，儿科之大禁也……. 不知儿科用苦寒药，最伐生生之气也。"因此，遴选儿童乐于接受和临床确具实效的中草药，是我们探讨的重要目标。

2. 甘缓挽急法悟于《黄帝内经》"肝苦急，急食甘以缓之"。甘乃五味之主，《白虎通》云："土味甘，居中央，主中和也，故甘犹五味，以甘为主也。"《雷公炮制药性解》云："……独是甘之一味，可升可降，可浮可沉，可内可外，有和有缓，有补有泄。盖土味作甘，土味居中，而能兼乎五行也。"甘味平和，有柔以济刚之象，肝乃刚脏，以肝柔之，故燮理其阴阳，调乎其气血，则有利于肝病的恢复。

3. 药解：生麦芽味甘微温，含消化酶及 B 族维生素，有助于消化作用。有关临床资料谓："治疗急慢性肝炎……服药后肝痛、厌食、疲倦、低温等症都有不用程度的改善，尤其对消除厌食更显著。有效病例的肝脏肿大大多有不同程度的缩小，转氨酶亦有不用程度的下降。"大枣甘平，有补脾和胃，益气生津，调营卫，解诸毒之用。《长沙药解》云："大枣补太阴之精，化阳明之气……凡内伤肝脾之病，土虚木燥，风动血耗者，非此不可。"有关临床报道称："降低血清谷丙转氨酶水平，对于急慢性肝炎、肝硬化血清转氨酶活力较高的病人……观察 12 例均有效。"玉米须为禾本科植物，味甘性平，有平肝、利胆、泄热、利尿功用，治黄疸型肝炎、胆囊炎、肾炎水肿等，均有卓效。丹参甘平，《本草正义》谓："能补脾养胃，健脾运而不燥，滋胃阴而不湿，润肺而不犯寒凉，养血而不偏滋腻，鼓舞清阳，振动中气，而无刚燥之弊。"西医学谓其有增强机体免疫及增强 T 细胞功能的作用，故为疗儿童乙肝之要品。猪苓甘淡、平，《本草化义》云："……通淋除湿，消水肿，疗黄疸，独此味为最捷。"西医学提取之猪苓多糖，亦为疗乙肝较好之药物。过路黄又名神仙对坐草，味甘平，有清热、消肿、解毒之功效，对病毒性肝炎有降酶作用，已广为临床所验证。甘草甘平，早在《神农本草经》就有主五脏六腑邪气解毒等记载。西医学提取甘草酸等物质，对病毒性肝炎的消除黄疸，回缩肝大，消失肝痛，恢复肝功能均具实效。冰糖甘平，补中益气，和胃润肺，甘而不腻，且有中和解毒和矫味作用。本方甘平为主，淡为伍，调之以温凉，气味和平，服之可口，所谓王道荡荡，祝之平凡，用之奇妙，日计不足，岁计有余，诚儿童急性乙型肝炎之良剂也。

# 第十八章　防己茯苓汤加味治验 4 则

防己茯苓汤出自《金匮要略·水气病脉证并治》，由防己、黄芪、桂枝、茯苓、甘草五味药组成。该方益气实表，除湿利水，对水气流散在皮肤中，阻遏卫气所出现的四肢浮肿，疗效卓著。笔者临床用其加味治疗肥胖病、慢性肾炎、肝性腹水、慢性水泻等病，效验亦彰，兹报道如下。

## 一、肥胖病

丁某，女，46 岁，1979 年 3 月 16 日初诊。自诉近年来身体奇胖，伴有倦惰，头昏，胸闷稍劳则喘，行动艰难，经闭 14 个月。诊得身长 158cm，体重 90.5kg，肥胖对称，腹壁厚实，血压 160/100mmHg，脉象弦滑，舌淡边有齿痕，苔白滑。此属脾阳虚衰，水停血闭。治宜益气利水，兼通血分。拟防己、桂枝、红花各 10g，茯苓、黄芪、马鞭草各 30g，炙甘草 5g。服 10 剂，遇劳则喘闷减，月事通，头昏以及倦惰亦有好转。原方减红花、马鞭草，加荷叶、泽泻、陈皮各 10g，服 30 剂，腹壁柔软，体重及血压均有下降，症状基本消失。以原方每周服 5 剂，约半年共服药 180 余剂，诸症悉除，体重下降至 72kg，血压稳定在 120/90mmHg，身体轻便，行动自如，停药观察 2 年，疗效巩固。

**按**：肥胖病以脂肪臃积，超过标准体重20%以上为特征。该例患者年逾四旬，脾阳渐衰，代谢失常，隧道阻塞，水裹血闭，形成肥胖病患。防己茯苓汤助阳益气，除湿蠲饮，加红花、马鞭草通经隧而孤湿邪，加陈皮理三焦之气，泽泻、荷叶去脂化饮，助防己、茯苓通调水道，推陈出新。脾阳健，三焦畅，湿除肥减身爽，故病若失。

## 二、慢性肾炎

尤某，女，38岁，农妇，1980年6月11日诊。自诉两年前患肾炎，愈后情况一直尚可，近因农事繁忙，劳累过度，周身再度浮肿，伴有头昏、乏力、尿少等症。诊察面目浮肿，神情淡漠，舌质淡紫，舌体胖嫩且有齿痕，苔白，脉缓弱。尿检：蛋白（+++），红细胞3~5/HP，白细胞2~5/HP，颗粒管型1~2/HP，血压160/100mmHg。此属脾阳不振，土不制水。治宜培补中宫，渗泄水湿。拟防己、桂枝各10g，黄芪、茯苓、白术各30g，车前子15g，炙甘草3g。上方服10剂，浮肿消退，饮食倍增，精神转佳。原方以熟地黄、山药、鹿角片、熟附片等加减化裁，先后服药80余剂，诸恙尽退。连续尿检五次均正常，血压稳定于120/90mmHg以下。随访2年，情况一直良好。

**按**：该例患者西医曾诊断为慢性肾炎肾病型，主要症状有浮肿、蛋白尿、高血压。笔者据其周身浮肿，四肢筋脉跳动，肌肉瞤颤，投防己茯苓汤扶脾导水，加白术、车前子，待水邪大势已去，加熟地黄、山药、鹿角片、熟附片等峻补肾之阴阳，使脾肾功能恢复，故获捷效。

## 三、肝性腹水

周某，男，62岁，农民，1985年12月10日诊。自诉患肝炎5年，近月余腹胀，纳呆，尿少，下肢肿。刻诊：面色黧黑，左颧及前颈有血痣四枚。形体消瘦，腹大有水，脉沉弦。舌淡紫苔薄白。查肝功能：Ⅱ6U。TTT>20U。TFI（+++），ZnTT>20U，谷丙转氨酶<40U/L，白球蛋白比值为2.10/5.20，HBsAg阳性。尿检：尿蛋白（+），红细胞（++）。A超探测：肝剑突下4cm，肋缘下2cm，余未见异常。西医诊断：肝性腹水，肝肾综合征。此属脾失健运，肾摄无权，气虚血滞，水湿停留。治宜健脾益肾，活血导水。拟防己、桂枝、红花各10g，黄芪、茯苓、泽兰各30g，灯心3g，济生肾气丸20g（分2次以药汤送服）。上方服30剂，腹水消失，仅两足微肿，饮食增加，二便如常，精神明显好转。继以归身、熟地黄、丹参、巴戟天等加入方内，服药半载，诸症悉退，久病获愈。1986年7月12日复查肝功能各项均达到正常值。白球蛋白比值为3.85/2.10，尿检无异常。停药观察2年，情况一直良好。

**按：**本例患者为肝硬化并发腹水，辨证属脾肾阳虚型，防己茯苓汤合加味肾气丸，补先天益性命之根，培后天养百骸之母。脾肾功能恢复，肝有所养，木可条达，病虽沉疴，尤可再起。

## 四、慢性水泻

彭某，男，23岁，商人，1982年11月1日诊。素健，去秋贪食瓜果患泄泻，愈后屡有反复。刻诊：面目虚浮，足胫水肿，日泻3~5次，无腹痛以及脓血，便呈水样，尿短少。舌淡胖苔白，脉濡缓。证属脾胃不健，疏泄无权，水湿内聚为患。治宜培补中州，分利水谷。拟防己、桂枝、黄芪、茯苓、车前子各 10g，土炒陈皮、炙甘草各 6g。上方服 5 剂，小溲转清长，大便渐实，便次减少。继服 5 剂，水泻止，肿胀消，食增病瘥。后随访一年，未见反复。

**按：**该例初由瓜果损伤脾胃，疏泄失职，湿壅下焦，阴阳不分，故病水泻。水邪渍于肌肤，而致浮肿。防己茯苓汤运脾利湿，加车前子开支河以通水道，土炒陈皮理肺脾以利三焦，气顺湿除，肿泻自瘥。

（本文原载于《国医论坛》1989 年第 2 期）

# 第十九章　甘凉淡渗法治疗小儿急性病毒性肝炎 286 例

笔者自 1984 年以来，自拟甘凉淡渗法治疗小儿急性肝炎 286 例，疗效满意，报道如下。

## 一、一般资料

本组患儿 286 例，男 191 例，女 95 例，1~3 岁者 25 例，4~7 岁者 188 例，8~14 岁者 73 例。实验室检查：黄疸指数≤5U 者 82 例，6~15U 者 167 例，黄疸指数>16U 者 37 例，麝香草酚浊度实验≤5U 者 106 例，6~10U 者 148 例，麝香草酚浊度实验>10U 者 32 例。麝香草酚絮状试验（-）或（+）者 110 例，（++）者 114 例，（+++）者 62 例。硫酸锌浊度 6~12U 者 232 例，大于 13U 者 54 例。SGPT（正常值 40U 以下）100~200U 者 84 例，201~400U 者 133 例，大于 400U 者 69 例。HBsAg 阳性者 32 例，阴性者 254 例。肝大（肋下 1.5~3cm）者 68 例，并伴脾肿大者 13 例。病程最短者 4 天，最长 9 天，平均 6.9 天。

## 二、治疗方法

根据患者的症状，采用甘凉淡渗法，拟定基本方：白茅根

30g，忍冬藤、生麦芽各 15g，垂盆草、滑石、萹蓄各 10g，通草、猪苓、茯苓各 6g，甘草 3g，冰糖 30g，冲服。黄疸重加积雪草10g，热偏重加连翘、竹叶各 10g，湿偏重加生薏苡仁 10g，泄泻加车前子 10g，呕吐加姜竹茹、枇杷叶各 6g，夹食滞加焦谷芽、焦山楂各 6g。上方每日 1 剂，15 天为 1 个疗程，未完全恢复者，延续 1 个疗程。8 岁以下儿童剂量酌减。

## 三、结果

疗效判定标准如下。①治愈：经 1~2 个疗程治疗，临床症状消失，肝脾肿大回缩至正常，肝功能检查各项均恢复正常者。②显效：临床症状及体征基本消失，黄疸指数、谷丙转氨酶恢复正常者。③无效：经 1 个疗程治疗，临床症状无好转，肝功能持续异常，或服药无效而中途更医者。286 例中治愈 228 例（服药15 剂 183 例，服 30 剂 45 例），显效 24 例（服药 15 剂 21 例，服30 剂 3 例），无效 34 例。总有效率 88.11%。

## 四、典型病例

李某，男，6 岁。1985 年 12 月 4 日初诊。3 日前患儿发热咳嗽，当地诊所以感冒治疗无效。查体：倦怠、纳呆、干呕、恶闻食臭、溲黄、大便白。巩膜黄染，肝肋下 2.5cm，脾未扪及。体温 38℃。实验室检查：黄疸指数 18U。麝浊 8U，麝絮（++）。锌浊 13U，谷丙转氨酶 330U/L。HBsAg 阴性。脉数，舌红苔白。诊为急性病毒性肝炎。拟甘凉淡渗法加连翘、竹叶各 10g。服药 5剂后热退，呕止，减连翘、竹叶。又服 10 剂，黄疸消失，诸症悉退，肝大回缩正常，肝功能各项均恢复正常。停药后随访 3 个月，疗效巩固。

## 五、讨论

方中白茅根味甘寒，除伏热，消瘀血，利小便，退黄疸，为治小儿肝炎要药，故选为主药。忍冬藤味甘性平，清热解毒功同银花，生麦芽善理肝气，有消除肝区痛，改善疲倦、厌食之功。垂盆草味甘淡，清热解毒，治肝炎有降酶作用，故为辅药。滑石、通草、猪苓、茯苓等淡渗利湿，甘草、冰糖调和诸药，护肝解毒，诸药配合，收到满意疗效。

（本文原载于《中西医结合杂志》1989 年第 2 期）

# 第二十章　桂枝治嗳气、 水肿有殊效

桂枝常用于发汗解肌，温通经脉，治疗风寒表证等，然治嗳气、水肿、胁痛亦有殊效。

凡治嗳气用温中健脾，消食导滞，理气降逆等法不效者，拟桂枝为主立方，常获捷效。余自 20 世纪 70 年代以来，共治 14 例，均愈。如 1974 年秋，治张某，男，54 岁。因谋事未遂，快快不乐，遂致胸膈似阻，饮食少思，发作嗳气。起先，时作时止，渐至连作不息，且嗳声惊人，情绪极为懊恼。某医院曾诊为神经官能症，服谷维素、维生素 B1 等西药及中药旋覆代赭汤、橘皮竹茹汤等乏效，遂来求诊。望其神情沮丧，闻嗳气无腐臭，切脉关弦出寸口，知非感寒，宿食所祟，乃心情愤悒、木戕胃土之候。拟桂枝 10g，乌梅肉、橘叶各 6g，煎服，上方服 3 剂，胸膈快利，嗳气大减，原方再进 3 剂，嗳气消失，诸恙悉除。

桂枝为辛甘发散之品，医皆知之，其制木枢纽气机升降之功，鲜为人晓。清代张隐庵曰：桂能引下气与上气相接，则吸之气直至丹田而后入。叶天士亦云：桂枝辛甘有制木之功能，两贤真善知桂枝之妙用也。

桂枝治水肿效验亦彰。余治肾小球肾炎、充血性心力衰竭、内分泌失调所致水肿，每用桂枝于对症方中，疗效倍增。对病因不明所谓特发性水肿，中医辨证属阴水者，主用桂枝组方，可随手奏效，近十余年来治疗 13 例均验。如李某，女，52 岁，1988 年 11 月 7 日诊。患者八口之家，赖其操持，朝夕劳碌，心力交瘁。多年来每值冬初，面目及手足浮肿，至春暖方渐消退。经某医院查体除外心肾疾患，拟诊特发性水肿，并多方治疗乏效，特来求治。观其形体丰腴，神情怯懦，面浮睑肿，手足肿，腹部形如蛙腹。询其饮食如故，两便如常，肢体沉重，活动不灵，倦怠嗜卧，舌淡胖，苔白，脉沉迟涩小。病乃积劳伤阳，土不制水，阴寒凝结，水邪泛溢。治宜益气助脾，温阳利水。方拟桂枝 10g，黄芪 15g，白术 15g，煎服。上方服 5 剂，水肿渐消，原方连进 15 剂，肢体轻松，水肿全消。嘱服六君子丸巩固疗效。后连访两冬，肿未复发。

　　上例临床验证，主用桂枝，虽不伍苓、泽淡渗之品，亦获利尿消肿之效，且疗效作用持久。

（本文原载于《中医杂志》1994 年第 12 期）

# 第二十一章　内外结合疗法治疗肝性腹水

肝性腹水多为失代偿性肝硬化的表现，属中医学鼓胀病范畴。

笔者 1982~1990 年自拟内外结合之法治疗数十例效果颇为满意。今举治验二则，如下。

**例一：**尹某，男，63 岁，农民。1986 年 11 月 12 日初诊。患者有肝病史 10 年，因黄疸、呕逆、右上腹痛及腹水等症，曾在某医院治疗半月余无效，遂来求诊。症见巩膜、皮肤色黄如橙，右上腹叩、压痛明显，两胁撑胀，腹大如釜，腰围 94cm，转侧受限，腹水征（+），两足踝微肿，倦怠乏力，口苦心烦，呕逆纳呆，大便燥结，小便赤涩，脉弦滑，舌微赤，苔白厚，查肝功能：II45U，TTT18 U，TFT（+++），

ZnTT 16U，GPT168U（正常赖氏法<25U。下同），HBsAg 阳性。B 超印象：肝脏慢性病变；胆囊炎；腹腔积液。

**辨证：**湿热瘀结，肝胆失疏，三焦阻遏，水邪犯木。

**治法：**疏肝利胆，清瘀逐水。

**处方：**①大柴胡汤加味［柴胡 18g，枳实、白芍、黄芩、半夏、生姜各 10g，茵陈、金钱草各 30g，大黄（后下）6g，红枣 5枚］，煎服；②消河饼（方出清·陈杰《回生集》，田螺 4 枚去

壳，大蒜 5 瓣去衣，车前草 10g，共捣为膏，作饼覆脐上，日一易，小便通利则去之）外敷。上外合里应，治疗一周。大小便通畅，呕止痛减，黄疸、腹水基本消失。原方去大黄，加全瓜蒌 1 枚，续服 2 周，黄疸、腹水基本消失，改拟人参健脾丸、逍遥丸早晚分服。调理 2 月余，复查肝功能，两次均正常，遂停药，随访 2 年，未见复发。

**按：**本例患者年逾六十，血清白球蛋白比值倒置，辨证属邪实之候，故取大柴胡汤直荡肝胆湿热，外用消河饼透经消瘀，涤濯水道。内外夹攻，一举而使黄疸溃而腹水消。继以丸剂调理阴阳、气血，终使顽疾瘥而正气复。

**例二：**尚某，男，49 岁，农民。1987 年 7 月 25 日诊。7 年前患急性肝炎，愈后未复发，今春因家事不顺，胸怀不畅，渐感两胁隐痛，食后倒饱，继则肢体怠惰，腹大如鼓，当地医院诊为肝硬化伴腹水，治疗 2 月余。效果不显，前来求诊。症见：面色苍黄乏润，柴肢蛙腹，两乳胀痒，两胁胀痛，腰围 92cm，肝肋下 3cm，质中，脾未扪及，食少便溏，小便不利，脉弦缓，舌淡，苔白稍腻，查肝功能：II 5U，TTT 14U，TFT（+++），ZnTT 18U，GPT 110U。A/G＝3.2/3.8。HBsAg 阳性。B 超提示：肝脏弥漫性病变；脾大；腹腔积液。

**辨证：**木横犯脾，土崩水决。

**治法：**调畅气机，敦土利水。

**处方：**①四逆散合理中汤加味（党参、炒白术、柴胡、白芍、枳壳、陈皮、香附、大腹皮各 10g，茵陈 15g，炙甘草、炮姜各 3g）煎服；②芫花 300g，米醋 4 两，拌炒，熨腹部，日一次，每次 40 分钟。内服外熨，治疗 10 日，乳胀胁痛均消失。大便成形，小便清长。腹水已不明显，饮食精神大具起色，改拟异功散合五皮饮加归芍又调理月余，诸症悉除，惟脾大未全回缩，嘱以人参养荣丸、大黄䗪虫丸善后，复半年余，脾亦回缩正常，复查肝功能3次均正常。后询访2年未再反复。

**按：** 本例因情志不畅，木郁乘土，脾阳败坏，以致水邪泛滥。四逆散合理中汤补土泄木，媾和肝脾，外用芫花由表达里，内应甘草，协相反之势，图逐水之功，加醋者，制芫花之毒并行散瘀消肿之效，热熨者，水属阴邪得温速散也。后以丸剂缓图，即缓则治本之义。

（本文原载于《新中医》1993年第10期）

# 第二十二章　经方治疗老年性肝炎

## 一、肝炎合并胆囊炎

李某，男，72岁，农民，1984年10月8日初诊。患者年逾古稀，嗜好酒，常勉力劳作。旬日前，突起寒热，恶心呕吐，右上腹疼痛，当地医院诊断为急性胆道感染，予抗生素治疗一周，疼痛有所缓解，但身目发黄，周身刺痒，故转求中医诊治。症见巩膜及皮肤色黄如橙，神疲怠惰，体温38℃，上腹痞满。纳呆厌食，恶闻油腻，右侧腹直肌紧张，胆囊区有叩压痛，肝肋下2cm，小便黄赤，大便燥实。舌偏红、苔萎黄，脉弦滑。实验室检查：白细胞 $12×10^{12}$/L，中性粒细胞百分比80%；肝功能：黄疸指数24单位，麝浊10单位，麝絮（++），硫酸锌浊14单位，谷丙转氨酶160U；HBsAg阴性。诊断为急性黄疸型肝炎合并胆囊炎。中医辨为阳黄。治宜疏肝利胆，清解下夺。拟栀子大黄汤加味。

**处方**：山栀子12g，大黄（后下）、炒枳实、淡豆豉各10g，鲜瓜蒌、绵茵陈各60g，每日一剂。

服5剂，大便通畅，痞满顿减，热退呕止，能进饮食。原方续进5剂，诸症基本消失，唯黄疸未尽除。改为茵陈五苓散减桂枝，加虎杖、过路黄，又服十余剂，黄疸消失，肝大亦回缩如常，复查血象、肝功能均已复常，遂停药。随访一年，疗效巩固。

**按**：本例湿与热搏，胶炽肝胆，邪势鸱张。明·李诞《医学入门·五脏穿凿论》云："肝与大肠相通，肝病宜疏通大肠……"栀子大黄汤有通腑逐秽之功，加鲜瓜蒌甘寒滑润，开胸散结，涤痰导滞；茵陈蒿苦、微寒，清热除湿，利胆退黄，故投用效如桴鼓。客邪大势已去，继以茵陈五苓散加减清除余邪而获全功。

## 二、慢性肝炎合并腹泻

刘某，男，62岁，农民，1985年2月17日诊。患者有肝炎史，近半年因腹泻时轻时重，经中西医治疗罔效来诊。初诊面色萎黄，倦怠乏力，两胁隐痛，腹胀，时干呕嗳气，肠鸣，腹泻，每日3~5次糊样便，伴黏液，腹泻前常有左下腹痛，便后稍松，每食油腻或着凉则加重。肝肋缘下2cm，剑突下4cm，脾未扪及。舌淡红，苔白滑，脉弦缓。肝功能：黄疸指数5单位，麝浊10单位，麝絮（++），锌浊14单位。谷丙转氨酶120U，HBsAg阳性。诊为慢性迁延性乙型肝炎合并慢性肠炎。中医辨为病邪引袭厥阴，木郁乘脾，中州升降失调，上下寒热错杂，此肝脾合病之候。治当抑肝扶脾，枢转气机，方拟半夏泻心汤加味。

**处方**：半夏、党参、黄芩、干姜、炒白芍、炙甘草各9g，川黄连4g，红枣3枚。每日一剂。

服5剂，呕止，腹胀、腹痛、腹泻均减，饮食有增。原方再进5剂，肠胃症消，大便复常，唯两胁隐痛，乏力未除，改拟小柴胡汤加炙黄芪、当归、炒白芍等味，调理月余，共服药40余剂，症状及体征均消，复查肝功能正常，嘱停药以饮食调摄，随访一年，未见反复。

**按：** 本案肝脾同病，胃肠症状明显，湿热羁于上，寒邪滞于下，阴阳失调，寒热错杂。故先拟半夏泻心汤加味，调和阴阳，燮理寒热，诸症得以平息，后拟小柴胡汤加味，培土疏木，和谐肝脾，故病愈而巩固。

## 三、毛细胆管性肝炎

刘某，女，65 岁，农妇，1985 年 9 月 13 日初诊。患者 1984 年 12 月罹患黄疸型肝炎，经医院临床治愈。越半载又觉乏力纳呆，溲黄，复查肝功能，再度异常，后迭经治疗，黄疸持续不退来诊。症见：面色苍黄，目眶黧黑，巩膜及皮肤色深黄，周身瘙痒，精神倦怠，胸胁满闷，食少厌油，干呕气逆，右上腹不舒，有叩压痛，肝肋缘下 3 厘米，脾刚扪及，小便短赤，大便灰白，舌淡紫，苔白滑，脉左关弦滑，右关大缓。肝功能：黄疸指数 36 单位，血清总胆红素 4.8%毫克，直接胆红素 3.6%毫克，间接胆红素 1.2%毫克，麝浊 8 单位，麝絮（++），锌浊 12 单位，谷丙转氨酶 110 单位，碱性磷酸酶（金氏法）28 单位，白蛋白 3.56%，球蛋白 2.6%，HBsAb 阴性。诊断：毛细胆管型肝炎。中医辨为湿热盘踞少阳，血气遏郁三焦，胆液失循其常，故黄疸持续而周身瘙痒。治当清泄伏火，化瘀解郁，疏通血气，通利小便。方拟栀子柏皮汤加味。

**处方：** 山栀子、黄柏、红花、赤芍、秦艽各 10g，炙甘草 6g。每日一剂。

服 10 剂，黄疸消而诸症减，继原方增入地耳草、车前草、金钱草等。复查肝功能均正常，病告愈。一年后询访，情况良好。

　　**按：**本例初病治未彻底，余邪复聚，殃及肝胆，以致三焦不利，血气瘀阻，邪势留恋，栀子柏皮汤善清三焦湿热，加入红花、赤芍等活血化瘀；地耳草、金钱草解毒祛湿退黄。服药后，胆腑通畅，三焦通利，邪有出路，故积年之患，月余痊愈。

（本文原载于《新中医》1991 年第 5 期）

# 第二十三章 轻剂治慢性肝炎

笔者管见，以少味小量药物组方，或药物轻煎汤泡，或丸散小剂量服用等，应属轻剂范畴。慢性肝炎，有些病例病久体虚，病情顽固，肝功能长期异常，经投大剂、重剂或中西药杂进而病情反加重者，改以轻剂，屡获意外之效。现举例试谈之：

**例一**：张某，男，32岁，干部。1980年6月18日初诊。患者于1977年患急性乙型肝炎，在某医院住院治疗3个月，除谷丙转氨酶恢复正常外，麝浊、麝絮、锌浊、HBsAg均持续阳性。患者心情焦虑，自动出院，遍求医药。三年多来，曾服中药三百余剂。中成药及西药三十余种。中西药物杂进，肝功能检查再度异常。现症见失眠少寐，烦躁易怒，右胁时疼，大便微溏，余无所苦。舌质略红、苔薄白。脉弦细数。肝功能检查：黄疸指数5单位，麝浊18单位，麝絮（+++），谷丙转氨酶小于40单位，锌浊16单位。血清白蛋白3.8g/L，球蛋白2.9g/L。HBsAg阳性。辨证属病久伤阴，肝血内涸。此案本非复杂重症，因情绪过于焦急，加之药物叠进杂投，罹病之肝愈加疲惫，故肝功能异常难复。乃投于轻剂以养肝散结，疏肝解郁。

**处方**：夏枯草、木贼草各10g，冰糖30g，煎服，日一剂。

服30剂，烦躁消失，睡眠佳，饮食增，大便成形，肝区痛止。肝功能检查，各项异常好转，于是心情愉悦，焦虑情绪消失。嘱守方续进，又服 62 剂，同年 9 月 26 日复查肝功能，各项均正常，HBsAg 转阴，嘱每日以夏枯草 6g，冰糖 15g，开水冲泡代茶饮，连续 3 个月以巩固疗效。随访 2 年，肝功能一直正常，情况良好。

**按：** 夏枯草《本草通玄》谓之："补养厥阴血脉，又能疏通结气。"《重庆堂随笔》谓："散结之中，兼有和阳养阴之功。失血后不寐服之即寐。"木贼草味甘苦性平，入肺、肝胆经。《本草正义》谓之："治疗肝胆木邪，横逆诸病……"上二味均为质轻性浮，轻清走气之品，合用有养阴疏肝、散结解郁之功，加冰糖益气和胃化痰，加强解毒作用。笔者常以此方治疗慢性肝炎，邪留气分，羁久伤阴。以致肝血内涸，肝功能长期异常者，屡能获效。

**例二：** 朱某，男，农民。1976 年 6 月 24 日初诊。患者患肝炎 2 年有余，经中西医治疗，ALT 始终波动在 100~200U/L（正常值为 0~38U/L）。刻诊：右胁隐痛及灼热感，饭后腹胀。肝剑下 3 厘米，肋下未扪及，脾亦不大，面色萎黄，目窠暗鬃有枯涩感。晨起口干、涩、苦。舌质暗红、苔白微腻，脉中取弦滑。近期肝功能检查：TBIL5$\mu$mol/L，TTT7U/L，TFT（++），ALT150U/L，ZnTT14U/L，HBsAg 阳性。证属湿热毒邪，蓄积肝胆，阻塞气机，周行窒滞。故病迁延难愈，治宜轻开气机，清热解毒。

**处方：** 柴胡 3g，老黄连 1.5g，煎服，日一剂。

患者按方服用 20 剂，右胁灼痛大减，食欲增进，饭后腹部不胀，复查肝功能：ALT 降至 65U/L，余无异常。嘱原方续服，另以马勃、青黛各 100g，明矾 50g，研末装胶囊，每服 6 粒，日二次，开水送吞。上汤丸并进，连服个半月，诸症悉退，肝功能全部正常，唯 HBsAg 阳性。嘱停汤剂，丸剂续服半年以巩固疗效。随访 2 年，HBsAg 已转阴，病无复发。

**按：**上方仿清·薛雪《温热病篇》第十七条方，以柴胡易苏叶取其直入肝胆。王孟英曰："不但治上焦宜小剂，而轻药竟可以愈重病，所谓轻可去实也。""盖气贵流通，而邪气挠之，则周行窒滞，失其清虚灵动之机，反觉实矣。惟剂以轻清，则正气宣布，邪气潜消，而窒滞者自通。设投重药，不但已过病所，病不能去，而无病之地，反先遭其克伐。"该例病虽迁延二年有余，但湿热之邪始终流连肝胆气分。柴胡性轻清主散，微苦疏肝；黄连苦以燥湿，寒以清热。两味相伍，味虽少而力专，量虽轻而效宏，共奏宣畅气机，疏泄肝胆之功。取效后，加服黛勃散（笔者定名）以搜潜伏之邪，故取效较速而疗效巩固，终获痊愈。

**例三：**吕某，男 48 岁，农民，1979 年 3 月 6 日初诊。患者于一年前在某医院诊断为早期肝硬化，经中西医治疗无好转。现症见面色黧黑，目眶晦暗，两颧血缕明显，右腹部有曲张静脉两条，长达 7~12 厘米，两乳铁青色，状若壁钱。肝胁下两横指、剑突下三横指，脾胁下两横指半，倦怠乏力，小腿发酸，饭后腹胀，卧位胀轻，立则胀剧。齿衄，溲黄，便溏。舌质紫暗、苔薄白，脉细涩，舌下静脉粗暴，实验室检查：TBIL5μmol，TTT12U/L，TFT（+++），ALT<40U/L，ZnTT18U/L。TP78g/L，A/G 为3.8~4.0g/L，HBsAg 阳性，血小板 56000/立方毫米，证属肝病日久，血络瘀滞，渐成癥结。治宜轻开气机，磨癥化结。

**处方：**酒大黄 3g，丹参 15g，制香附（童便浸炒）10g，红花 6g。滚水泡闷待微温时滤服，每剂泡三次，日一剂。另以大黄炭、土鳖虫、参三七、炒五灵脂、制香附各等份，研细末，每付

4.5g，开水送服，日两次。

患者遵法守方服药 3 个月，面色渐华，腹部曲张静脉微显，自觉症状明显好转，饮食增进，情绪欣悦。肝功能检查：血清白球蛋白比值倒置纠正，其余各项亦有好转，嘱原方续进。又半年，至 1980 年 1 月 19 日复查肝功能各项均属正常范围，血小板 $120×10^9$/L。肝肋下已回缩，脾肋缘下一横指。面部血缕消失，腹部静脉曲张已不显露，饮食、体力剧增，能参加农村一般体力劳动，临床基本治愈。嘱停服中药汤剂，仍服散剂善后。随访三年，情况一直良好。

**按**：上法取《伤寒论》大黄黄连泻心汤以麻沸散渍之之意，轻清走气。笔者体验，凡药物久煎，性多沉着，有碍气机鼓舞。入活血之品，轻煎或以滚汤泡服，既畅气机，又具活血化瘀之妙，即所谓气为血帅，气行则血行也。

**讨论**：慢性肝炎多迁延时日，导致阴阳气血失调，形成毒邪留恋，正气衰惫，设投大剂重剂，脾胃易伤。轻灵之剂，药力专，又无损脾胃。前贤蒲辅周曾说："用药剂量不宜大……人病了，反而影响吸收，这是很有道理的。"又说："慢性病正气已衰，脾胃功能亦受影响，用药亦宜精，且药量宜小。"蒲老这段话，虽非专指肝病而言，然对指导治疗慢性肝炎是很有应用价值的。运用轻剂治疗慢肝，也必须在辨证论治的原则下，因人因质而施，非谓凡慢肝皆宜轻剂。笔者体会，凡久病体虚，不堪重剂大剂克伐者，或因用药杂乱，致使脾胃受伤者，或病久肝脾肿大非一朝一夕可取效者，或病虽久而病情不太复杂者，皆可试之轻剂尔！

（本文原载于《新中医》1986 年第 6 期）

# 第二十四章　"守用经方治疗慢肝"举验

慢性病毒性肝炎的治疗，迄今为止国内外尚无特效疗法。笔者近十年来，辨病与辨证结合，守用经方治疗，效果满意，兹举验于下。

## 一、慢性淤胆性肝炎

陈某，男，42岁，农民，1986年9月26日初诊。患者1985年春患急性黄疸型肝炎，于当地医院临床治愈。同年7月病情复发，后屡经治疗，病情时轻时重，淹缠不愈。刻诊：精神尚可，面色熏黄，巩膜黄染中等，周身肌肤瘙痒、发黄，胸胁胀闷，右上腹压痛明显，食欲欠佳，厌油腻食物，小便黄赤，大便多呈灰白色，肝肋下2.5cm，脾未触及，脉弦滑，舌红苔白。查肝功能：II28U，TTT8U，TFT（++），ZnTT14U，GPT96U（赖氏法，下同），AKP（金氏法）20U，HBsAg阴性。辨证属肝失条达，胆失疏泄。治宜疏肝泻胆，启上夺下。

**处方：**①瓜蒂散（甜瓜蒂、赤小豆各等份，研末）3g，每次取1g，吸入两鼻腔内，约30分钟左右，由鼻孔滴出黄水，每5天行一次；②栀子大黄汤（栀子、枳实各12g，豆豉、大黄各10g）煎服，每日一剂。

上瓜蒂散3次，以第2次滴出黄水最多，约150mL，黄水滴出后，黄疸顿减，胸胁爽快，饮食倍增。汤剂先服15剂，黄疸尽出，诸症悉退，复查肝功能各项均达正常值。停药观察一年，未见反复。

## 二、慢性迁延性肝炎

张某，男，47岁，农民，1986年10月23日初诊。患者于1984年3月罹患乙型肝炎，后治愈。翌年初，病情反复，经某医院检查诊断为慢性迁延性肝炎，屡经治疗无明显效果。近两月来，精神抑郁，忧患焦急，彻夜难眠，面晦少泽，目眶青黯，口苦咽干，胸胁不舒，纳谷不馨，饭后嗳气频作，小便微黄，大便溏而不爽。肝肋缘2cm，脾未扪及，脉弦寸口独甚，舌暗红、苔白稍腻。查肝功Ⅱ小于5U，TTT8U，TFT（++），ZnTT14U，GPT68U，HBsAg阳性。辨证系木郁化火，魂不守舍。治宜理肝摄神，通腑降火。

**处方：** 柴胡加龙骨牡蛎汤。柴胡30g，龙骨、牡蛎、赭石（代铅丹以防伤肝）各20g，黄芩、茯苓、党参、半夏、桂枝、生姜、红枣各10g，大黄6g（后下）。

守方共服30剂，自觉症状消失，肝大缩小，复查肝功能各项指标基本正常，嘱停药，以饮食调理，随访2年，疗效巩固。

## 三、慢性活动型肝炎

郭某，男，46岁，工人，1985年10月3日初诊。患者1984年5月罹患乙型肝炎急性发作，在其系统内医院住院治疗，后治愈。同年10月肝病再次发作，迭次更医，中西医杂进罔效。刻诊：面色苍黄，两目青黯，左颧血缕显露，手掌斑点殷红。倦怠乏力，性欲衰退，心烦易怒，失眠多梦，伴有低烧，口苦干涩，胸胁胀疼，纳呆厌油，干呕嗳气，齿龈时衄，小便黄赤，大便干燥、数日一行，右上腹和心下压痛明显，肝肋下 2.5cm，剑下 4cm，脾肋下 2cm，质均中等，脉弦滑，舌红苔黄。肝功能检验：II6U，TTT12U。TFT（+++）ZnTT16U，GPT92U，白蛋白 4.1%，球蛋白 3.9%，HBsAg 阳性。此乃邪据肝胆，累及阳明。治宜寓攻于和，攘外安内。

**处方**：大柴胡汤。柴胡 30g，生大黄 12g（后入），生姜 12g，枳实、黄芩、清半夏、白芍、红枣各 10g，5 剂，煎服。

服后大便通畅，低烧顿除，诸症均减。改拟小陷胸汤合四逆散。全瓜蒌 30g，清半夏、白芍、枳实、柴胡各 12g，黄连、甘草各 6g，煎服。此方共服 15 剂，自觉症状基本消失，饮食倍增，肝脾尚未回缩，然质地已软，更拟升麻鳖甲汤去雄黄、蜀漆，合当归散（当归身、炒白术、生鳖甲各 15g，白芍、黄芩各 10g，川芎、升麻、甘草各 6g）煎服。守方先后服 30 剂，肝脾肿大基本消失，肝功能恢复正常而停药。随访两年，未再复发。

（本文原载于《国医论坛》1989 年第 5 期）

# 第二十五章 奇方治疗急重症验案 4 则

奇方出自《素问·至真要大论》。

笔者体会，奇方于临床，若合其宜，如弩发机；用药至简，取效至速。现将奇方治验急重病四则报道如下：

## 一、下死胎

王某，女，21岁，农民，1988年3月15日初诊。首次妊娠6个月，因腹痛数日就诊于某医院，经检查确诊：儿于腹中窒息，死胎形成。建议先服乙菧酚数日，待行引产术。妊妇骇引产，求治于余。询其体质素健，精神尚可。饮食如故，状若平人。诊脉沉实，舌质略紫，苔白。料其胎殒未腐，治贵从速，法当下夺。拟川牛膝60g，水一碗，酒半碗，急煎顿服。当日上午9时如法服药，午间腹痛渐频，小腹有物下沉；下午4时，忽感前后二阴迫急莫待，及登厕，羊水暴涌，死胎顺娩出，将息数日，康复如常。年后询访，复妊矣。

**按：** 川牛膝性善下行，功能活血通经，常用于妇人血瘀经闭、痛经、腹中肿块、难产及胞衣不下等症。据周凤梧编《中药学》云："川牛膝含生物碱，动物实验证实其有兴奋子宫的作用，能加强子宫收缩。"本例以川牛膝一味组方，下死胎，效应如响。

## 二、疗肠痈

刘某，男，62岁，农民，1968年9月18日初诊。主诉：患者两年前患急性阑尾炎，因拒手术，某医院以保守疗法临床治愈。后常因劳累、着凉或饮食不节而复发。昨突起发作，病势较前急重，已滴注抗生素治疗乏效，特来求诊。症见：面苍黄乏润，形瘦体弱，右下腹（麦氏点）肿硬拒按，有压痛和反跳痛，体温38℃，伴有恶心、呕吐，小便黄，大便溏黏，脉沉滑兼弦，舌质紫暗，苔白。诊为肠痈（慢性阑尾炎急性发作）。分析：垢浊久羁，传道瘀阻，血气瘀滞，酿成痈肿。治要速捷，直捣"巢穴"，搜瘀剔结，蠲除病灶。拟方：生地榆300g，浓煎后温服，日进一剂。上方服一剂，热退，疼痛缓解；再剂，局部肿硬及反跳痛消失；服三剂，诸症悉除，顽疾豁然而愈。随访一年，未再发作。

**按：**地榆苦酸微寒，性沉而涩，善清下焦血分之热。清·黄宫绣《本草求真》地榆条："……但血热者当用，虚寒者不宜用；久病者宜用，初起者不宜用。"本例宿疾暴作，体虚邪羁，纯攻纯补俱非所宜。清·陈士铎《石室秘录》内治法论肠痈云："盖痈生胸腹之内，无不起于火与邪……必大剂煎饮，而火邪自散，肠痈自消。"今选地榆一味，量大力专，宜清其邪，故随手奏效。

## 三、愈咯血

李某，女，42岁，干部，1986年4月26日诊。患者有肺结核史。去冬，家处逆境，悲忿忧劳，残贼身心，以致潮热、盗汗、咳嗽等症复起。某医院诊断：肺结核活动期。予抗痨药服数月乏效。入春以来，又增心悸、喘促、咳痰夹血等症；近日或痰血各半，时或鲜红通口，日咳血碗许，以10%葡萄糖、垂体后叶素静脉滴注，不应。患者惊惶无措，求余诊治。症见：形容憔悴，面色㿠白，神疲语怯，午后潮热，咯血鲜红，间夹泡沫，食少纳呆，唇口灼干。脉细数兼弦，脉率97次/分。舌质红，苔薄黄。拟诊：肺痨咯血。分析：五志怫郁，火气冲天（肺乃五脏之天），肃降无权，血妄离经。治法：折火救金，宁血敛气；除蒸抗痨。拟方：玄明粉6g，黄酒20mL，童便一盅，炖沸化硝，调匀温服。上方服1剂，咯血已止。改拟：柳树根（酒炒）30g，当归、熟地黄各10g，炒白芍、川芎各6g，煎服，每日1剂。守方共服30余剂，诸症悉除，停药，以饮食调摄半年而愈。随访一年，病情稳定。

**按**：本例所服第一方，出自明·龚廷贤《万病回春》"失血"条："治诸血上攻，不问男女并治。"玄明粉咸寒，猛折至高之火；黄酒引经入血；童便滋阴降火，诸虚吐衄咯血，其效甚速，三味合用，使火降气平，血自归经耳。第二方出自清·陈杰《回生集》："一切骨蒸痨热，服之如神。"该方益阴养血，退热除蒸，对肺痨确有显效。两方一治标，一治本，相辅相成，故病速愈而巩固。

### 四、蠲暴淋

陈某，男，38岁，石工，1987年10月4日初诊。终岁采石，忍饥劳役，寒暑不避，贼邪深潜。日前偶感不爽，自服感冒冲剂，未觉宽松。晚间突发寒战，随即高热，且尿热频痛，寝难安席，黎明驱车前来急诊。症见：精神不振，恶寒高热（39.5℃），恶心、呕逆，腰酸痛楚，少腹拘急，右肾区及肋脊角有叩压痛，小便浑浊如米泔，欲解不尽，迫急不爽，大便干燥。脉滑数，舌红，黄苔白底。

拟诊：暴淋（急性肾盂肾炎）。系伏邪久羁，蕴毒酿袭肾窍，气化失司，水道不利。治法：清热解毒，通淋救肾。拟方：蒲公英 60g，乌蔹莓、虎杖各 30g，水煎服。上方服 3 剂，热退，诸症大减；继服 3 剂，临床症状基本消失；改拟猪苓汤续服 15 剂，随访一年，疗效巩固。

**按**：蒲公英，《本草备要》称为"通淋妙品"，长于清热解毒，散结消肿；虎杖，《姚僧坦集验方》单用治五淋，善于解毒利湿，活血行瘀；乌蔹莓解毒消肿，治尿血、白浊。三味组成方治暴淋，如汤沃雪。湿热大势已去，继以猪苓汤清余热、利水，救阴，扫除残余，光复肾气。两方一从急，一从缓，标本得治，故获速效。

（本文原载于《国医论坛》1990 年第 4 期）

# 第二十六章　芒硝治虚秘、癃闭、肝性腹水

余临床拟芒硝治疗老年虚秘，屡获良效。近 10 年来共治 32 例，除 4 例病后津液枯竭另拟方外，28 例投芒硝均愈。5 例愈后停药复秘者，再投仍效，继服六味地黄丸两周，可免复秘之虞。1984 年 2 月 10 日曾有刘姓老妪，年 78 岁，患虚秘，大便 6 日未通，饮食俱废。余诊脉沉迟，察舌苔白微燥，身无热，腹有憋闷感，脐周按之有压痛。遂拟芒硝 30g，白蜜 2 大匙，开水调服。半日许，腹未痛泻下结粪数枚，继又下溏便 2 次，腹部顿觉宽松，气息亦感调畅，翌晨知饥思食，病遂霍然。

芒硝小剂量内服有利膀胱、导癃闭之功，治老年热结水腑小便不通者效著。余共治 35 例，除 6 例因尿路肿瘤及老年前列腺增生者外，29 例投芒硝疗效满意。1983 年 7 月 22 日曾治刘姓老叟，69 岁，夏感暑热，邪羁膀胱，水道失宣，小便 3 日点滴不通，脐下胀大如盘。候其两尺虚数，舌质微红，知系老年肾气虚，复感时邪侵袭，故发癃闭。拟芒硝 15g，胡桃仁 3 枚（焙），研末日分三次冲服。服一日小便淋漓稍畅，2 日已利，3 日如泉涌矣，顽疾顿瘳。

芒硝疗早期肝性腹水亦有卓效。大凡患者形体未惫，除此腹水，二便俱实，病情单纯者可先投芒硝治之。余临此患者 82 例，

治愈 61 例，或显著成效者 7 例，有效率达 82%。1987 年 5 月 12 日治周某，年 42 岁，患肝硬化，初次出现腹水，腹如鼓，腰围 84cm，二便不利。虽本虚标实之候，然形体未衰，宜以芒硝治之，遂拟芒硝 30g，生牛肉 150g，文火炖至肉烂，饮汤食肉，嘱每周一服，腹水消即止。患者共服 4 服，腹水全消，饮食大增。继以健脾丸、济生肾气丸，每服一丸，早晚各一次，月余痊愈。多次询访，疗效巩固，今仍健在。

（本文原载于《中医杂志》1993 年第 11 期）

# 第二十七章　中药灌肠治疗婴幼儿腹泻 224 例临床观察

婴幼儿腹泻是儿科常见病。由于小儿口服药较难，注射又有痛苦，故医者及患儿家属常感棘手。笔者自 1982 年起，采用中药灌肠治疗婴幼儿腹泻 224 例，疗效满意，现报道如下。

## 一、临床资料

本组 224 例，男 115 例，女 109 例；年龄最小者 5 个月，最大者 6 岁；5 个月至 1 岁者 38 例，1 岁至 3 岁者 126 例，3 岁至 6 岁者 60 例；中医分型：火热型 57 例，湿寒型 48 例，伤食型 77 例，脾虚型 42 例。

## 二、治疗方法

### 1. 分型选方

（1）火热型：症见发热，烦躁，口渴，脘闷腹痛，小便赤涩，大便呈水样或蛋花汤样，色黄腥秽，肛门焮红，肛温多在 39℃以上，舌红苔黄或白燥，脉滑数或洪，指纹紫滞。

方药：白头翁 6g，黄连 1.5g，黄柏、秦皮各 3g。渴者加葛根 6g，食滞者加山楂炭 4g，热甚者加银花炭 4g。

（2）湿寒型：症见形寒肢冷，腹痛肠鸣，便溏色黄青或泻下清水，面色青苍，口淡不渴，小便清长，脉迟苔白，指纹淡红。

方药：党参、焦白术各 6g，炮干姜、炙甘草各 3g。若手足逆冷者加熟附块 1.5g，兼呕者加砂仁 1.5g，食滞者加焦三仙各 3g。

（3）伤食型：多因哺乳过度、饮食不节，或贪食油腻之品所致。症见噫气食臭，脘腹胀满，痛则欲便，便后痛减，大便溏黏而不爽，或伴有食物残渣，或兼呕吐，脉滑实，苔厚腻，指纹晦暗。

方药：焦白术 6g，山药 4g，炒枳实、炒鸡内金、陈皮、焦三仙各 3g，大黄炭 1.5g。

（4）脾虚型：症见面色萎黄，精神倦怠，食欲不振，饭后腹胀，大便时溏，色淡无臭，舌淡形胖，脉缓无力，指纹浅淡无华。

方药：党参、焦白术各 6g，茯苓、炒扁豆各 4g，陈皮、炙甘草、莲子肉、炒薏苡仁各 3g，砂仁、桔梗各 1.5g，红枣 2 枚。

## 2. 操作方法

将上述方药依据病证选煎浓汁，过滤待用。再取 250mL 盖杯一只，30mL 注射器一只，小号导尿管一根，及无菌棉块、液状石蜡若干。让患儿排便后俯卧在助手腿上，岔开双腿，下垫治疗巾。然后将温度适宜的药汁吸入注射器（3 岁以内用 5mL 注射器，3~6 岁用 6~10mL 注射器），将导尿管头涂少许液状石蜡，轻轻插入肛门 7~10cm 处，即把注射器内的药液由导尿管推入。随即抽出导尿管，用棉块堵塞肛门，保留半小时。每 6 小时重复一次，以愈为度。

## 三、治疗结果

本组 224 例，痊愈（症状消失，大便正常，一周内无复发）217 例，无效（治疗 3 次，症状无好转者）7 例，有效率为96.9%。最少用药 2 次，最多用药 6 次，平均 4 次即获痊愈。

## 四、典型病例

1. 徐某，男，5 个月。1983 年 8 月 6 日诊。腹泻已 3 日，体温 39℃，口渴，烦躁，小便少，泻蛋花样腥秽便，昼夜十余次，肛门焮红，脉细数，舌红苔黄，指纹紫，见于风、气二关。投火热型方加葛根、银花炭各 6g。灌肠 2 次，热退，便次减少；又灌肠 3 次，泻止，诸症悉除。

2. 刘某，女，3 岁。1982 年 10 月 21 日诊。患儿 3 日前贪食生冷，当晚腹痛，继则呕吐泄泻。面色青苍，四肢欠温，神疲懒动，腹中阵疼，大便色绿稀溏，昼夜 5~7 次，脉迟苔白，指纹淡红。证属寒泻夹食。投寒湿型方加焦谷芽 3g，砂仁 1.5g，灌肠 3 次，症除而愈。

## 五、体会

小儿脏腑娇嫩，形气未充，苦寒香燥药物口服，不仅给药困难，且易损伤脾胃。由肛门给药灌肠，无上述之弊，药物由肛门直达病所，故取效较捷。本法操作简便，用药量少（一般一剂即可），无痛苦及不良反应，对婴幼儿腹泻，只要排除全身性疾病所致，常获良效。

（本文原载于《安徽中医学院学报》1987 年第 1 期）

# 第二十八章 通里攻下法治疗妊娠合并急性黄疸型肝炎 13 例

笔者于 1978~1980 年以来，采取通里攻下法治疗妊娠合并急性病毒性黄疸型肝炎 13 例，获得满意疗效，现介绍于下：

## 一、临床资料

13 例患者，年龄为 23~38 岁。妊娠均在 2~4 个月内。治疗前均做了肝功能检查，黄疸指数最低 16 单位，最高 32 单位。谷丙转氨酶低者 200U/L，高者 >400U/L。麝浊度 5 单位以下者 6 例，6~8 单位者 7 例。麝絮（±）5 例，（+）~（++）者 8 例。

症状和体征：全部病例均有程度不同的倦怠、乏力、食欲不振、厌油腻、恶心呕吐、脘腹胀满，其中 5 例大便溏薄。大多数病例肝区有叩击痛，其中有 6 例肝肋下大 1.5~3cm 之间，7 例因妊娠触诊不合作，肝脾均未触及。

## 二、治疗方法

以小承气合茵陈蒿汤加味：生川军（生大黄）9~15g，茵陈蒿、败酱草各 30g，厚朴、枳实、山栀子、焦三仙各 9g，草豆蔻 10g，水煎 2 次，早晚各服一次。服 5 剂后大黄减为 6g，服 10 剂后大黄减至 3g，直至痊愈。此方大黄不煎，用药汤泡 10 分钟，去渣服。初服大便见溏，约服 10 剂左右，大便反渐转硬，并未见有不良反应。

### 三、治疗效果

本文 13 例患者全部临床治愈。疗程最短为 28 天，服药 25 剂；疗程最长为 46 天，服药 40 剂。治愈标准：①临床症状及体征消失；②肝功能基本恢复正常；③妊娠情况良好，未发现异常。本文有 4 例在分娩后随访，婴儿发育正常，产妇健康。

### 四、病案举例

赵某，女，23 岁，初次妊娠，已孕 3 月有半。1978 年 3 月 26 日初诊。自诉一周前身感不适，疲倦懒动，继则脘腹胀满，纳谷不馨，厌食油腻，恶心呕吐，胸闷胁痛，小溲黄赤、大便不爽。既往无其他病史。检查肝功能：黄疸指数 29 单位，谷丙转氨酶 450 单位，麝絮（+）。望诊：精神尚可，面及周身皮肤鲜黄，巩膜中等度黄染。舌红苔白稍腻，脉象滑数。腹部触诊：肝肋下大 2.5cm，质柔软，脾未触及。诊断为急性病毒性黄疸型肝炎。拟服上方 5 剂后精神好转，呕吐止，食欲增进。

二诊：大黄用量减为 6g，继服 10 剂，诸症大减，纳馨，黄疸消退，精神亦佳。

三诊：大黄减为 3g，继服 10 剂后，诸症悉退。复查肝功能，黄疸指数、谷丙转氨酶均为正常值，嘱停药继以饮食调理善后。逾半年随访，足月分娩一男婴，母子俱健。

## 五、体会

妊娠合并病毒性肝炎，如治疗不及时或处理不当，可能变为重型肝炎。本组病例属"阳黄"范畴。妊娠黄疸，为胎气积热与病毒温热蕴结，合而成邪，盘踞肝胆胃肠之间，当及时荡涤胃肠，祛邪外出，以保胎气；反之则有变症蜂起、危及生命之害。

小承气汤、茵陈蒿汤俱见于《伤寒论》。小承气汤主阳明里热、宿食内结、心下烦躁、硬满、脉滑而疾等。凡邪结在胃而不在大肠，只需和胃、不需峻攻者宜此方。茵陈蒿汤具有清热利湿，宣通瘀热，疏泄肝胆，解毒退黄的功效。二方合用，功效更强。败酱草能清热解毒抗病毒，并有促进肝细胞再生，防止肝细胞变性，疏通门脉循环，降酶降絮等作用。草豆蔻味辛性温，调中和胃，健脾消食，疗妇人恶阻，其辛开温散之性味又能中和大黄、栀子苦寒之偏。焦三仙协同上药健脾胃，消食积，祛湿化浊，除胀消满。方中虽以生大黄为君，却无损于妊娠。《素问·六元正纪大论》云："有故无殒，亦无殒也。"明代吴又可在他的《瘟疫论》中对妊娠患疫药用大黄曾明确指出："用当其症，反见大黄为安胎之圣药、历治历当，子母俱安。"临床验证，诚经验之谈。

（本文原载于《江苏中医杂志》1983年第6期）

# 第二十九章　经方通因通用治验 3 则

## 一、遗精

张某，男，31 岁，工人，1985 年 3 月 23 日诊。患者年壮未娶，欲念不遂，常妄梦遗精，近年来，迭次更医，多进补涩，病情转剧。刻诊：形体消瘦，面红目赤，口苦唇干，心烦不快，性增乖戾，少寐多梦，阳事不举，梦则走遗，溲黄便干，脉弦滑动数，舌尖红，苔薄黄。证属欲念不遂，君相挟持，淫火鸱张，以致封藏不固，治宜折火疏木，清心济肾。方拟泻心汤合四逆散加味：黄连、大黄（后下）、甘草各 6g，柴胡、白芍、枳实各 9g，菖蒲 3g，合欢花、夜交藤各 30g，煎服。服上方 5 剂后，精神稍定，淫梦减少，二便爽利。原方以朱茯神、竹叶卷心、远志等加减出入，先后共服 30 余剂，诸症悉除。停药观察月余，疗效基本巩固。1 年后随访，病愈已娶，精神怡然。

**按**：本例患者为欲念不遂，五志化火，上扰元神，故失眠多梦，下逼精室，则遗精走泻。方拟泻心汤釜底抽薪，直折君火，合入四逆散以燮理肝胆，招安龙雷；加合欢花、茯神等怡神悦志，舒郁解忧。全方既济水火、平秘阴阳，故顽疾得瘳。

## 二、血淋

赵某，女，32 岁，农妇，1986 年 8 月 21 日诊。夏患血淋，虽经西医用抗生素及止血剂治疗，仍缠绵不愈，特转中医诊治。刻诊：愁苦面容，表情抑郁，溲频色赤夹有紫暗血条，脐腹硬满而痛，大便燥结，舌赤苔黄，脉滑数。辨证：暑热戕阴，血与热搏，迫血入胞，溲血淋下。治法：逆而夺之，凉血救阴。处方：桃仁承气汤合蒲灰散加减。桃仁、生蒲黄（包煎）、滑石、牛膝各 10g，大黄（后下）、芒硝（冲）各 6g，白茅根 30g。煎服。上方服 3 剂，大便通畅，血尿渐止。再以生地、乌蔹莓等出入化裁，连服 10 剂，诸症悉除，后经多次询访，疗效巩固。

**按**：本例暑邪羁留，灼伤肾络，阴血炽熁瘀结，只以抗菌止血，殊难收功。桃仁承气汤去辛温之桂枝、性缓之甘草，以桃仁、芒硝、大黄直通谷道，倾泻暑毒；蒲灰散中牛膝滑窍利尿，白茅根协同诸药育阴止血，暑毒既除，阴血得安，封藏安能不固。

## 三、流产

朱某，女，28 岁，农妇，1986 年 8 月 25 日诊。患者第 2 胎妊娠两月余，偶跌扑，遂腰酸腹痛，至夜阴道出血，次日肌注黄体酮并服保胎止血药，治疗一周，出血量逐日增多，特来求诊。诊见：面容苦楚，精神困惫，出血色暗量多，并夹有块状物，少腹及会阴部坠胀。脉芤弦，舌质晦暗，苔薄白。此胎元殒殇，稽留流产。治宜活血逐瘀，导血循经。方拟桂枝茯苓丸合失笑散加味：桂枝 6g，赤芍、丹皮、桃仁、生蒲黄、五灵脂各 9g，水蛭粉

3g（冲）。上方服 3 剂，阴道随血流排出块状物七八枚后，出血渐止，痛坠感亦除。继以八珍汤调理而痊。

**按：**本例系稽留流产，胎残滞留经络，致出血不止。若昧于补涩，将有血脱暴亡之虞。方取桂枝茯苓丸合失笑散温通血脉，化瘀排滞；加水蛭者，取其咸善走血，苦善泄降，化瘀血而不伤新血也，稽留既除，新血循经，出血安能不止。

# 第三十章 经方愈顽症3则

汉代张机《伤寒杂病论》列方200余首，后世称为经方。历代医家对其方的临床应用广有发挥。笔者临床每遇疑难顽症，投之辄验。今举3则，以飨读者。

## 一、麻黄附子细辛汤治麻症

段某，男，54岁，工人，1986年3月26日诊。患者常年入山采石，寒暑不避。近半年来，手足阵发性发麻，始则数日1次，继则一日数次，经多方求医，咸谓神经末梢疾患，治以针灸、电疗、服药、打针，均罔效，特来求诊。诉：上肢从手至肘，下肢从足至膝，阵发性发麻，非痛非痒，状若虫行蚁走，甚如掣电，心烦忧虑，坐卧不安。询其饮食，二便如故，测其体温，血压无异，诊脉沉细而涩，舌胖淡苔白。此缘露天作业，疲劳过度，风寒侵袭，邪客肌腠，气馁于卫，血乏于营，络脉痹阻，故患此疾。拟麻黄、附子各6g，细辛3g，煎服，日1剂。上方服3剂，发作频次递减，麻度亦轻。原方继进6剂，麻症悉除，手足恢复如常，心情宽悦。停药后询访1年。未再反复。

**按**：麻黄附子细辛汤出自《伤寒论》少阴篇，为"少阴病，始得之，反发热，脉沉者"之方。后世医家临床多有发挥，如厥阴伤寒、咳嗽、失音、风冷头痛等症，均有良好疗效。笔者多年来以此方治麻症 30 余例，屡用辄效。方中麻黄对心脏有强大的兴奋作用，调节血管收缩与舒张，可通透络脉之痹阻；附子禀雄壮之质，有斩关夺将之气，开泄腠理，逐在表之风寒；细辛芳香，宣结脉，透肌肤，善治风湿痹痛、死肌。三味和合，宣泄玄府之郁滞，扫荡肌腠之客邪，络脉通畅，卫营和谐，麻症焉能不除。

## 二、猪肤合桔梗汤治顽固性慢性咽炎

王某，女，46 岁，农妇。1987 年 9 月 21 日诊。寡居廿载，久抱忧思，五内郁火，不得宣泄，火性炎上，熏灼要隘，以致喉间不爽，吞咽津液，似有物梗，然饮食无碍，病已数年。今夏病情加重，延喉科某医以火针烙之，病情陡变，咽部干、闷、烦、疼，同时出现，日夜苦楚，难以言状，特求诊治。视其神劳形瘁，焦急不安，咽峡间滤泡满布，烙痕斑斑；诊脉细数，舌质红、苔黄。此乃忧思过虑，火化刑金，浮游之火，困扰咽喉，加之火攻逆治，形成坏症。法当养肺肾之阴，清利咽膈，方能平熄火邪。拟猪肤合桔梗汤：猪肤 120g（煎汤代水）、生甘草、桔梗各 10g，蜂蜜 30g，米粉 15g。以猪肤汤先煎甘、桔 2 味，去滓，纳米粉入汤中，搅令相得，1 日分温 3 服。上方服 5 剂，诸症均减；继服 5 剂，咽部干、闷、烦、痛消失。遂以原方去甘、桔，加入生鸡子白 1 枚（冲）善后，复进 10 剂，诸恙尽除。随访 1 年，疗效巩固。

**按：**"猪肤汤""桔梗汤" 2 方，均出自《伤寒论》少阴篇，前者治少阴病，下利、咽痛、胸满、心烦者；后者疗咽痛。两方合用，益肺肾之阴，清浮游之火，解热毒，利咽喉，治肺肾阴虚型慢性咽炎，较为合拍。慢性咽炎，类似中医之喉痹、喉疣、郁证、痰饮、梅核气等，临床以疏肝解郁、豁痰下气、清利咽膈诸法多能取效。若病久失治，虚火上犯，肺肾阴虚者，投猪肤合桔梗汤，屡奏捷效。

## 三、当归芍药散治肝性腹水伴脾结石

许某，女，57 岁，农妇。1988 年 7 月 22 日诊。患者入春以来，自觉倦怠乏力，纳呆厌油，查肝功能异常，在当地诊所治疗数日罔效。本月初在某市医院检查肝功：II28U，TTT18U，ALT145U/L，A/G＝34/32，HBsAg 阳性。B 超示肝表面小锯齿状样改变，侧卧位腹水 5.4cm，胆囊壁增厚，毛糙，脾内可见 10 余枚黄豆大回声增光团，后伴浅声影。印象：肝硬化；腹水；胆囊炎；脾结石（钙化点？）。刻诊：面晦污垢，巩膜、皮肤黄染，齿龈渗血，腹胀大，两胁支撑，腰围 88cm，大便溏，日 2～3 次，小溲黄赤，脉弦兼细，舌淡紫苔白。病情分析：发病隐袭，淹缠已久，肝脾同病，木贼土颓。治法：养肝健脾，消疳利水。方拟当归芍药散加味：当归、赤白芍、茯苓、泽泻各 15g，白术、茵陈各 30g，川芎 10g，煎服，日 1 剂。上方服 10 剂，黄疸、腹水基本消失，精神转佳。前方去茵陈，加丹参 12g，继服 20 剂，诸症悉除，肝功能恢复正常，遂停药，嘱以饮食调摄。后询访 2 年，情况一直良好。

**按**：此例病似复杂，实乃肝脾不和，木土俱损。肝失血养，功能失调，故胆汁通降障碍而见黄疸；脾失健运，土不制水，故三焦气化失利而水潴留。当归芍药散出自《金匮要略》，为养肝健脾之祖剂。方中归、芍、芎为血家百病之宗，最能养血益肝；术、泽、苓，健脾燥湿利水，加茵陈利胆消黄，丹参活血祛瘀，全方涵木培土，媾和肝脾，故顽疾得瘳。

# 第三十一章　活络效灵丹加味治疗
# 慢性溃疡性结肠炎 23 例

自 1986 年 2 月至 1990 年 12 月采用活络效灵丹加味治疗慢性溃疡性结肠炎 23 例，疗效满意，现报道如下。

## 一、临床资料

本组患者男 16 例，女 7 例；年龄最小者 22 岁，最大者 56 岁，平均 36.5 岁；病程最短 1.5 年，最长 9 年，平均 4.2 年。病情：轻度（仅有腹痛、腹泻伴黏液便。镜检：肠黏膜轻度充血，水肿，偶见点状出血）7 例；中度（腹痛、腹泻较甚，黏液便夹脓血，日泻 6 次以上，左下腹压痛，倦怠乏力。镜检：肠黏膜充血水肿，大肠部分浅表溃疡）11 例；重度（发作急骤，多呈持续状态，腹胀痛，里急后重，脓血便或血样便，日泻十数次或数十次，常伴发热，心动较速，消瘦，贫血，乏力，食欲、精神不振。镜检：结肠溃疡或出血，病灶多伸展至大肠大部分）5 例。23 例患者均经 2 次以上大便细菌培养除外细菌性痢疾、阿米巴痢疾等疾病，并经内窥镜或 X 线钡剂灌肠造影确诊为慢性溃疡性结肠炎患者。

## 二、治疗方法及结果

治疗方法：23 例患者均采用活络效灵丹加味治疗。药物组成：丹参、当归各 15g，乳香、没药各 10g（二味微炒研末装入胶囊，随汤剂吞服），金银花、生地榆各 30g，煎服。日 1 剂，4 周为 1 个疗程。随症加法：寒加炮姜，热加黄连，湿盛加炒苍术，腹剧痛加炒白芍、炙甘草。

治疗结果：临床治愈（症状及体征消失，大便复常。镜检肠黏膜修复，仅遗留瘢痕，随访 1 年无反复）17 例；好转（症状、体征基本消失，大便每日不超过 2 次。镜检肠黏膜已无明显损害）4 例；无效（症状、体征无明显好转，甚或加重）2 例。一般用药 2 个疗程获愈，最长 4 个疗程，平均 69 天。

## 三、典型病例

孙某，男，23 岁，工人。1989 年 3 月 16 日初诊。患者间歇性黏液夹血便四年余，时作时止，缠绵不已。每因情绪不佳、劳累、受寒等因素而急性发作，曾经某医院多次大便细菌培养及结肠纤维镜检查确诊为慢性溃疡性结肠炎，并用中西医治疗经年乏效，特来求诊。症见面晦乏润，消瘦，精神不振，心悸，食欲差，腹痛，左下腹压痛明显，日泻脓血便 10 余次，里急后重，肛门灼热肿胀感，惧怕如厕。肠镜示：结肠黏膜充血水肿，多处见点状出血及浅表溃疡。脉细涩兼弦，舌暗红，苔黄腻。此湿热毒邪燔灼大肠，气血俱伤，结肠溃腐。治宜凉血消瘀解毒，拟活络效灵丹加金银花、生地榆，煎服。上方服 2 周，病情减轻。4 周后，腹痛、脓血便基本控制，饮食大增。继守原议再 1 个疗程，诸症悉除。内窥镜复查，炎症消失，肠黏膜损伤亦见修复。询访一年，未见复燃。

## 四、讨论

慢性溃疡性结肠炎，类似中医学痢疾、休息痢、肠风、便血等病。其病因虽有外感、内伤之别，然其主要病机均为湿热邪毒蕴结大肠，久之，气机滞阻，疏泄失常。气血俱病，淹缠难愈。活络效灵丹为《医学衷中参西录》治疗气血郁滞疼痛之方，具有凉血散瘀之效，排脓止痛之功。乳香调气活血，定痛追毒。《要药分剂》谓："赤白痢腹痛不止者，加入乳香无不效。"没药散血消肿，定痛生肌，凡溃疡诸患均宜用之。然二味原方加入煎剂，药汁稠浊，极易作呕，不便口服，故改为丸，即无此弊。原方加地榆，凉血止血，清热解毒。崔元亮《海上方》独取一味，浓煎如饴治赤白下痢骨立者。金银花清热解毒，热毒血痢用之极验，《太平圣惠方》用其藤浓煎饮之，谓治热毒血痢有殊常之功。

# 第三十二章　消脂汤在脂肪性肝病中的临床运用

脂肪肝多由饮食不节，起居无常，体质羸弱等导致肝失疏泄、脾失健运，使肝郁脾虚，湿结痰凝、阻血阻络而发病。本研究为探讨中药消脂汤对脂肪肝的治疗效果，选择萧县凤山社区卫生服务站 2012 年 9 月～2014 年 9 月收治的 68 例脂肪肝患者，分别给予益肝灵（水飞蓟宾）与消脂汤治疗，取得了一定的疗效。

## 一、资料与方法

1. 一般资料　本组患者 68 例，均为我站收治的脂肪肝患者。B 超示回声波衰减，肝大。将 68 例患者随机分为对照组与观察组。对照组 34 例患者中，男 21 例，女 13 例，年龄 31～68 岁，平均年龄（44.8±11.6）岁，病程 6～24 个月，平均病程（11.5±5.7）月，辨证分型：湿浊内滞型 18 例，肝脾不调型 10 例，无明显症状型 6 例。观察组 34 例患者中，男 20 例，女 14 例，年龄 31～68 岁，平均年龄（44.8±11.6）岁，病程 6～24 个月，平均病程（11.5±5.7）月，辨证分型：脾虚湿阻型 17 例，肝气郁结型 12 例，无明显症状分型者 5 例。两组患者的性别、年龄、病程等基本资料经统计学分析，无显著性差异（P>0.05）。

2. 治疗方法　对照组采用益肝灵（水飞蓟宾）治疗，口服，

2 粒/次，3 次/日，连续服用 3 个月为一个疗程。观察组采用消脂汤治疗，汤药组成：生甘草 6g，白芍 10g，白术 10g，砂仁 10g，陈皮 10g，泽泻 10g，枳实 10g，柴胡 12g，郁金 15g，黄芪 20g，茯苓 20g，山楂 20g。根据辨证分型进行加减，脾虚湿阻加党参、苍术各 15g；肝郁气结加佛手、厚朴各 10g；高血压者加决明子 20g；高血脂者加茵陈、何首乌各 15g。水煎服，1 次/日，分早晚 2 次服用。连续服用 2 个月为一个疗程。同时戒烟酒、控制体重，采用低脂、高蛋白、多纤维饮食，多食青菜、水果，忌食动物内脏。

3. 疗效标准　B 超检查肝脏声像图大小及生化指标等恢复正常为治愈；明显好转为显效；好转为有效；无变化为无效。

4. 统计学分析　本文所有临床数据均录入 SPSS20.0 统计学软件进行统计分析，$P<0.05$ 为差异有统计学意义。

## 二、结果

对照组痊愈 3 例占 8.8%，显效 10 例占 29.4%，有效 10 例占 29.4%，无效 11 例占 32.4%，总有效率为 67.6%；观察组痊愈 8 例占 23.5%，显效 12 例占 35.3%，有效 13 例占 38.2%，无效 1 例占 2.9%，总有效率为 97.1%。观察组的总有效率高于对照组，差异有统计学意义（$P<0.05$）。

## 三、讨论

脂肪肝是由多种因素导致的肝脏脂肪代谢障碍、脂类物质动态平衡失调，引起肝细胞内脂肪蓄积过多的病理状态。中医学认为，脂肪肝属"胁痛""积聚""痞满"等范畴，饮食、嗜酒过度损伤肝脾，脾胃运化失职，内生湿浊之邪，郁滞肝脏，日久入血，继而出现肝脏肿大、胁痛等一系列临床表现，故临床治疗应以活血化积、化湿利浊为主要原则。消脂汤方中党参健脾补气，苍术助脾散精，茵陈散郁泄浊，丹参、郁金疏肝养血。诸药合用，共奏利湿化浊、活血化积之功效。现代药理学研究证实，以上诸药有明显的抗脂肪肝作用，可清除自由基及抗脂质过氧化。本组根据患者中医辨证分型给予消脂汤加减方治疗脂肪肝，临床总有效率达 97.1%，显著高于益肝灵（水飞蓟宾）治疗的67.6%，提示消脂汤加减治疗脂肪肝临床效果显著。但由于本组研究缺乏长期随访资料，且缺乏对消脂汤药效机理的研究，下一步需加大样本，进一步总结临床资料及实验数据，以阐明消脂汤治疗脂肪肝的机制。

（本文原载于《中医临床研究》2015 年 36 期）

# 第三十三章　乙型病毒性肝炎阴转速效病例探讨

**案1**：陈某，男，48岁，2000年11月10日初诊。患者有乙肝病毒携带史，近半月来倦怠乏力，胃脘胀满，夜卧多梦，纳呆，小便黄。B超提示：肝剑下3cm，肋下1cm，肝实质回声分布均匀，肝PV1.2cm，胆囊壁增厚。乙肝血清标志物大三阳。肝功能：TBIL117.9μmol/L，TTT2U/L，TP67.3g/L，A42g/L，G25.3g/L，ALT2203U/L，r-GT198U/L，ALP125U/L，巩膜、皮肤深度黄染。拟方：茵陈100g，苍耳子10g，黄连3g，砂仁3g，薄荷9g，陈皮15g，红枣10g，木通10g，金钱草30g，木香、川朴各15g，加酒煎服，10剂。

11月21日二诊：药后，诸症大减，纳增，黄渐退，原方加枳壳、桔梗各10g，10剂。

12月1日三诊：晚上干呕，心下闷，吐酸水，大便2日1行，小便不黄，面及巩膜黄亦退，拟茵陈、金钱草、白茅根、忍冬藤各30g，牡蛎20g，半夏、竹茹、青皮、枳实、桔梗各10g，云苓12g，甘草3g，将军丸30丸（前3剂加）。10剂。

12月12日查肝功能均正常，乙肝血清标志物 HBSAg（-），HBcAb（+），余诸症悉退，原议10剂以巩固疗效。

2001年2月19日复查肝功能正常，乙肝血清标志物示

HBcAb（+），余阴性，痊愈。

案2：刘某，男，42岁，2004年12月26日初诊。患者体检发现肝功能异常：TBIL 64.5μmol/L，DBIL 36.4μmol/L，TP 77.6g/L，A 30.1g/L，G 27.5g/L，ALT 1339U/L，AST 1091U/L，ALP 163U/L，r-GT 106U/L。2004年12月26日复查肝功能：TBIL 54.6μmol/L，TTT 2U/L，TP 65g/L，A 39.4g/L，G 25.6g/L，ALT 805U/L，AST 852U/L，r-GT 62U/L，ALP 173U/L，乙肝两对半：大三阳。口苦，纳可，溲黄赤，脉缓，舌淡苔薄白。拟小陷胸汤合四逆散合茵陈败酱草汤化裁10剂煎服。

2005年1月5日二诊：脉平，舌淡苔白腻，口淡无味，拟原议化裁10剂煎服。

2005年1月15日三诊：脉稍缓，舌胖有齿痕，苔腻，口淡无味，拟原议化裁10剂煎服。

2005年1月25日四诊：复查肝功能，TBIL 22.7μmol/L，TTT 2U/L，TP 64.9g/L，A 42.9g/L，G 22g/L，A/G1.86：1，ALT 200U/L，r-GT 39U/L，ALP 129U/L，AST 37U/L。伴鼻炎头痛。原议加味10剂煎服。

2005年2月4日五诊：脉缓，舌有齿痕，苔白，有胃部不适、鼻炎，便溏，拟平胃散加味。

2005年2月14日六诊：诉夜醒睡不着，舌淡有齿痕，脉缓。原议10剂煎服。

2005年2月24日七诊：复查肝功能：TBIL 12.5μmol/L，TTT 2U/L，TP 73.1g/L，A 43.5g/L，G 29.6g/L，ALT 28U/L，乙肝两对半全部阴性，无自觉症状，偶有头痛。拟中药制剂胶囊5包内服。

2005 年 5 月 29 日复查肝功能正常，乙肝两对半示 HBsAb（+），其余阴性，至此大获痊愈。

**案 3**：陈某，男，42 岁。2003 年 10 月 5 日初诊。乙肝五项显示"大三阳"，HBV-DNA $9.8×10^5$/mL，转氨酶正常。自觉胃部饱胀撑心，舌中无苔，舌边苔厚，脉缓弱，拟胃苓汤化裁 10 剂煎服。

2003 年 10 月 14 日二诊：前症减轻，仍感觉口干，腿酸。拟原议加党参、北沙参 11 剂煎服。

2003 年 10 月 26 日三诊：饭后胃胀，口干。拟前议方 15 剂煎服。

复查肝功能：TBIL 9.5μmol/L，DBIL 3.1μmol/L，TP 77.4g/L，A 49.4g/L，G 28g/L，A/G 1.76：1，ALT 27U/L，AST 36U/L。乙肝标记物：小三阳。拟我院自配中药制剂胶囊续服以观后效。

大约服用半年时间，乙肝两对半：HBcAb（+），余阴性。产生保护性抗体，大获痊愈。

**案 4**：吴某，女，22 岁。2004 年 12 月 10 日初诊。外出打工体检查出乙肝标记物"大三阳"，HBV-DNA $1.11×10^7$/mL，肝功能：ALT 69U/L，AST 58U/L，GGT 19U/L，ALP 50U/L，PA 0.24，TP 86.2g/L，A 51.8g/L，G 12.7g/L，DBIL 3.6μmol/L，TBA 3μmol/L，m-AST 16.6g/L，G 34g/L，A/G 1.5。本人无自觉症状，自查出乙肝疾病心情不畅，拟柴胡疏肝汤化裁，10 剂，水煎服。

2004 年 12 月 20 日二诊：上方加茵陈 30g，10 剂，水煎服。

2004 年 12 月 31 日三诊：改用中药制剂胶囊续服 3 个月。

2005 年 3 月 31 日复查乙肝两对半获得阴转，又嘱咐继续服用此药 2 个月，后随访没有复发。

案 5：彭某，女，13 岁。2004 年 6 月 6 日初诊。参加学校体检查出乙肝"大三阳"，到某医院复查肝功能：AST 67U/L，ALT 108U/L，GGT 12U/L，TP 70.5g/L，A 43g/L，G 28g/L，TBIL 10.20μmol/L，DBIL 2.7μmol/L，A/G 1.60。乙肝两对半示"大三阳"。

2004 年 6 月 15 日二诊：本人无不适感，偶感乏力。拟乙肝败毒汤 10 剂水煎服。

2004 年 6 月 28 日三诊：原方 10 剂水煎服。

2004 年 7 月 10 日复查肝功能恢复正常，续服原方 20 剂。2004 年 8 月 8 日实验室检查示乙肝病毒清除，抗原获得阴转。

案 6：郝某，男，18 岁。2004 年 7 月 12 日初诊。患者肝功能正常，乙肝标记物示大三阳，纳少，体瘦，精神不振。拟益肝汤 10 剂水煎服。

2004 年 7 月 22 日二诊：服药后食量渐增，原方 10 剂水煎服。

2004 年 8 月 2 日三诊：服药后无不适感，原方化裁 10 剂水煎服。

2004 年 8 月 21 日复查乙肝标记物全部阴转，后随访未复发，身体良好。

案 7：葛某，男，34 岁。2004 年 2 月 4 日初诊。2002 年查知乙肝病毒携带（其母亲患过乙肝），肝功能异常，后辗转治疗多次。近期实验室检查示乙肝"小三阳"。查体颈部有出血点。自诉晨起口干微苦，纳稍减，脉缓，苔白，拟柴胡汤合平胃散加味 10 剂水煎服。

2004 年 2 月 15 日二诊：上症好转，原方化裁 10 剂水煎服。

2004 年 3 月 15 日三诊：复查肝功能均正常，口微苦，左耳耳鸣，脉弦有力。拟小柴胡汤加全瓜蒌、石菖蒲、菊花、磁石、茵陈、扯根菜，10 剂煎服。

2004 年 5 月 5 日四诊：复查肝功能正常，乙肝两对半：HBsAg（+），HBcAb（+），余皆阴性。继续服用中药制剂胶囊约半年，乙肝标记物均阴转，此后随访痊愈。

案 8：项某，女，58 岁。2005 年 5 月 12 日初诊。自诉感染乙肝病毒 8 年，目前肝功能正常，乙肝两对半示"大三阳"。有口苦、咽干、纳差。拟小柴胡汤加味 10 剂水煎服，另外服用中药制剂胶囊。

2005 年 9 月 24 日，复查肝功能正常，乙肝标记物阴转，HBsAb（+），获得痊愈。

案 9：徐某，男，49 岁。2003 年 12 月 30 日初诊。2003 年伏天罹患乙肝，治疗后病情不稳定，时好时犯。肝功能检查：AST 630U/L，ALT 1095U/L，GGT 95U/L，ALP 177U/L，PA 0.16，TP 80.6g/L，A 46.5g/L，G 34g/L，TBIL 29.2μmol/L，DBIL 9.4μmol/L，TBA 17.9μmol/L，m-AST130.8U/L。B 超印象：肝脏光点密集，门静脉 1.4cm，会合口 1.5cm，肝静脉轻度扩张，胆囊壁毛糙。患者无明显自觉症状，纳可，脉缓苔白。拟败酱草、忍冬藤、白茅根、生麦芽、鸡血藤、鸡内金、山楂肉、木香、陈皮、瓜蒌、姜黄、白芍等 10 剂水煎服。

二诊、三诊、四诊均由上方化裁，服用一月。复查肝功能均已恢复正常，没有不适，停药观察。

2004 年 11 月 24 日五诊：10 月 16 日复查肝功能，ALT 94U/L。11 月 23 日肝功能：TBIL 29.2μmol/L，TTT 10U/L，TP 63.5g/L，

A 38.5g/L，G 25g/L，ALT 616U/L。口苦，纳可，大便时溏，自觉症状不明显。脉缓，舌红苔薄白。拟四逆散合平胃散加味 10 剂，中药制剂胶囊 150 粒。

2004 年 12 月 4 日六诊：大便日三次，溏薄，小便黄，咳嗽有时带血。拟胃苓散加味 10 剂，中药制剂胶囊 150 粒。自觉口苦，尿黄，大便溏，脉缓，舌苔薄白、质偏红，拟柴苓汤加茵陈、滑石等 10 剂。继续服用中药制剂胶囊。

2004 年 12 月 24 日七诊：复查肝功能，TBIL 35.7μmol/L，TTT 8U/L，TP 64.5g/L，A 36.5g/L，G 28g/L，ALT 47U/L，拟柴苓汤加味 10 剂水煎服。

此患者陆续服用了半年中药汤剂，配合服用中药胶囊，在 2005 年 3 月 12 日复查肝功能均正常，乙肝 e 抗原阴转。又年余，其带家人来看病，复查乙肝两对半，乙肝表面抗原阴转，乙肝表面抗体阳性，获得痊愈。

**案 10：**丁某，男，30 岁。2005 年 7 月 23 日初诊。患者因为小便发黄前来就诊，肝功能：ALT 268U/L，AST 117U/L，GGT 157U/L，ALB 44g/L，GLB 30g/L，TP 74g/L，TBIL 15.9μmol/L，DBIL4.2μmol/L，两胁闷不舒，纳可。乙肝标记物示"大三阳"。拟茵陈四苓散加味 30 剂水煎服。

2005 年 8 月 20 日二诊：复查 HBV-DNA 定量 $3.18 \times 10^3$/L，肝功能恢复正常，无自觉不适症状，拟原方化裁 30 剂水煎服。

因服用此方后患者感觉精神状态较好，连续服用了 7 个月，乙肝标记物示"小三阳"，肝功能一直保持正常。2006 年 4 月 20 日开始服用中药制剂胶囊，连续服用了 5 个月，复查乙肝标记物示乙肝表面抗原阳性，核心抗体阳性，其余均为阴性。又继续服用了一年余，到了 2009 年 5 月 25 日复查乙肝标记物均获得阴转，乙肝表面抗体阳性，至此大获痊愈。随访至今，未见反复。

　　上述例证较多，不再一一复述，通过三十多年的反复印证，运用中医药辨证施治乙型病毒性肝炎疗效可靠，阴转率较高，可保肝护肝，延缓甚至逆转肝纤维化、肝硬化，从而改善患者的生活质量，延长生存时间，延缓甚至避免肝功能衰竭及肝细胞癌的发生。特别是对急性 HBV 感染者均产生了较强的免疫应答，使得病毒负荷急剧下降，随之出现 HBsAg 阴转。

# 第三十四章 海崇熙临床单验方集锦

## 1. 治心血不足、怔忡不寐方

生熟枣仁各五钱，人参三钱，丹参二钱，麦冬三钱，茯神三钱，菖蒲一钱，当归三钱，五味子一钱，甘草一钱。

## 2. 治肺痈方

玄参二两，麦冬三两，甘草五钱，银花十两。用水十碗煎四碗取二碗，浸前药加水二碗煎一碗，服之。渣如上煎法，二剂即愈。

## 3. 治肝痈方

白芍三两，当归二两，炒栀子三钱，甘草三钱，银花十两，煎法同上。

## 4. 治肠痈方

银花十两煎水两碗，当归三两，地榆二两，薏苡仁五钱，水十五碗，煎二碗分作二服，上午一服，临睡前一服，两剂愈。

上治肠痈初起之病，久则内必出毒，更当另用奇方：

银花二两，当归二两，牛膝一两，地榆一两，乳香三钱，没药三钱。先煎前五味取一碗，调乳香、没药末三钱，渣再煎一碗，又调乳香、没药末三钱，早服头煎，晚服二煎，两剂愈。

## 5. 治阳证痈疽方

银花四两，蒲公英二两，甘草二两，当归二两，花粉五钱，水煎服，一剂消，二剂愈。

又方：银花三两，当归一两，花粉五钱，蒲公英、甘草各三钱，水煎服。

## 6. 治阴证痈疽方

人参三两，生黄芪三两，银花三两，附子三钱，白芥子二钱，麦冬三钱，煎服。

## 7. 治气喘上逆方

人参一两，牛膝三钱，熟地黄五钱，山萸肉四钱，枸杞子一钱，麦冬五钱，北五味一钱，胡桃三个，姜三片，水煎服。

## 8. 治双蛾喉闷肿痛，痰如曳锯不绝，茶水一滴不能下，喉虽肿舌不燥者，痰虽多不结黄块者方

急刺少商穴出血，继用附子一钱，熟地一两，山萸肉四钱，麦冬三钱，北五味三钱，牛膝三钱，茯苓五钱，煎服。

## 9. 治头痛方

川芎一两，沙参一两，蔓荆子二钱，细辛五钱。水两碗，煎八分，加黄酒半碗调匀，早晨服之，一剂永不再发。此方兼治脑痛无不神效。

## 10. 治腰痛方

白术三两，芡实二两，薏苡仁三两，一剂即愈。
此方后治遗精。

## 11. 敷治一切肿毒疼痛如神方

南星、草乌、白及、白蔹、白薇、黄柏、天花粉、吴茱萸、

白芷各一两，芙蓉叶二两，为末，鸡子清调敷。

## 12. 治子悬方

人参二钱，云苓二钱，白术五钱，白芍五钱，当归身二钱，熟地黄一两，生地黄三钱，黄芩三钱，杜仲一钱，水煎服。

## 13. 治漏胎方

人参二钱，白术五钱，云苓二钱，甘草一钱，当归身一钱，熟地黄五钱，山药一钱，山萸肉二钱，五味子五分，麦冬二钱，杜仲一钱，枸杞子一钱。

## 14. 治白带方

黑豆三合，煎汤两碗。先用一碗入白果十个，熟地一两，山萸肉四钱，云苓三钱，泽漆二钱，丹皮二钱，薏苡仁四钱，红枣二十个，加水两碗，煎服一剂，服二剂永不再发。

## 15. 妇女调经方

当归六钱，醋炒延胡索、醋炒山楂、醋炒郁金、苦参、石脂炒肉蔻、酒炒续断、怀牛膝各三钱，丁香、官桂、甘草各二钱，沙参四钱，如法服。

## 16. 治血痢方

当归尾一两，白芍一两，黄连三钱，广木香、卜子各二钱，甘草一钱，水煎服。

如血痢不痛者，寒也。方用：

白芍三钱，当归三钱，卜子一钱，枳壳一钱，大白一钱，甘草一钱，水煎服。

## 17. 治荨麻疹方

桂枝二钱，浮萍草四钱，地肤子三钱，焦苍术三钱，炒玉米八钱，防风三钱，银花一两，紫花地丁六钱，牛子四钱，连翘三钱，车前子四钱。如瘙痒难忍，加皂针钱半。水煎服。

## 18. 治梦遗方

熟地黄一两，山萸肉四钱，五味子一钱，云苓三钱，生枣仁五钱，当归三钱，白芍三钱，薏苡仁五钱，白芥子一钱，茯神二钱，肉桂三分，黄连三分，水煎服。

## 19. 治肾虚头痛（终朝头晕，似头痛而非头痛也）方

熟地黄一两，山萸肉四钱，山药三钱，北五味二钱，玄参二钱，麦冬三钱，川芎三钱，当归三钱，葳蕤一两。二剂即愈。

## 20. 治胸膈不顺即气不顺方

苏叶、半夏、桔梗、甘草各一钱，百部五分。

如痰盛闭塞作疼者，乃痰在上焦也，方用：

花粉、半夏、柴胡、苏子各一钱，甘草五分，煎服。

## 21. 治寒邪侵犯包络心疼方

当归一两，白芍五钱，苍术二钱，肉桂二钱，良姜一钱，水煎服。

此症必恶寒，见水如仇雠，手火爆之则快。

如系热邪之犯，见水喜悦，手按之较痛，其症必然呼吸痛，不能安于床，方用：

白芍一两，焦栀子、当归各三钱，生地黄五钱，甘草一钱，陈皮八分，水煎服。二剂即安。

## 22. 治诸疮方

银花二两，蒲公英五钱，甘草一两，花粉三钱，水煎服。一剂轻，二剂全愈。

### 23. 治疟疾不已，终岁连朝，经年累月，止而又发方

熟地黄五钱，首乌、鳖甲、白术、当归各三钱，人参三钱，山萸肉四钱，柴胡、半夏、甘草各一钱，肉桂五分，水煎服。

### 24. 吐血神方

生地汁一碗，然后用生地一两，煎汤半碗，调三七末三钱，炮姜炭五分，一剂即神效。

### 25. 治口舌生疮方

黄连二钱，菖蒲一钱，水煎服。

### 26. 治吐血方

人参二钱，当归一两，枣仁三钱，三七末二钱，水煎服。

### 27. 治大便下血方

人参二钱，当归一两，地榆三钱，生地黄五钱，三七末三钱，水煎服。

### 28. 治不孕症方

当归五钱，川芎三钱，香附三钱，泽兰四钱，红花二钱，丹参四钱，牛膝四钱，艾叶三钱，川断三钱五分，益母草四钱，月季花一钱，红糖三钱。

月经先期，加赤芍四钱，丹皮三钱，后期加鹿角二钱，巴戟天四钱。

行经腹痛，加延胡索四钱，木香三钱。

腰痛，加秦艽三钱，杜仲五钱。

### 29. 治鼠疮方

爬山虎四两，酒半斤泡七天，每日早晚各一杯，半月愈。

## 30. 治牙痛嗜鼻方

杭白芍三钱，干姜二钱五分，良姜三钱，铜绿三钱，雄黄（水飞）二钱五分，冰片一分，细辛一钱五分。共研极细，入瓷瓶收藏，防止潮解。

用法：先将鼻涕拭净，将黄豆大小药物吸入。左齿痛吸入左鼻，右齿痛吸入右鼻。疼痛剧烈可两鼻同吸。眼泪出则痛止。治疗一切风火牙痛，虚火牙痛，蛀牙痛。但对牙龈化脓无效。

## 31. 治喑哑方

蝉蜕（去足土）二钱，滑石一两，麦冬四钱，胖大海3个，双叶薄荷各二钱，代茶饮。

## 32. 治患咳嗽连嗽四五十声方

生姜汁半合，白蜜一匙。煎热服，缓者四五服，重者一服立止。

## 33. 治老年人喘嗽方

胡桃肉去皮壳、生姜各一两，研膏，入炼蜜少许为丸弹子大，每卧时嚼一丸，姜汤送下，气促难卧服此立定。

三子养亲汤，治老痰喘嗽，气急胸满，极能和胸胃：

紫苏子，莱菔子，白芥子，晒干，纸上微炒，研细，煮汤，随饮啜之。

## 34. 治哮喘病方

麻黄、石膏、甘草、半夏、陈皮、青皮、茯苓各二钱，杏仁、五味各三钱，大黄一钱，冰糖五钱，川贝、桑皮、当归、川芎各二钱，煎服，

忌盐、烟、酒七天，忌房事百日。

## 35. 治痨病方（一）

云苓、青皮、陈皮、甘草、杏仁、川芎、五味子、清夏、桑皮、川贝、当归各一钱，陈皮、当归各三钱（按此是传讹），冰糖引煎服。忌生冷、辣、葱、蒜、烟、酒。

## 36. 外传治痨病方

陈皮、杏仁、甘草、枳壳、砂仁、阿胶、麻黄、知母各三钱，姜三片为引。

## 37. 治痨病方（二）

五味子、麻黄、甘草、麦冬、桔梗、陈皮各三钱，水煎服，二剂后加白芷、橘核各三钱。

## 38. 治破伤风方（一）

丹皮、半夏、川羌、白芷、川断、桑寄生、荆芥穗、防风、全蝎、乳香、菖蒲、郁金、秦艽、南星各四钱，当归、川芎、天麻各三钱，上部加白附子二钱，下部加牛膝四钱，有热加石膏八钱，小儿减半。

**按**：虚加黄芪一至四两，内有瘀血加大黄、三七则更妙。

方歌：破伤风方半羌断，荆防丹乳桑芷全；菖郁南秦芎归麻，附上膝下热膏添。虚加黄芪实加军，内有瘀血加红花，乌梅三七临证参。

## 39. 治破伤风方（二）

其一：当归五钱，红花二分，荆芥、防风、川断、天麻、秦艽各三分，广三七一钱，川贝、神曲各三分，南星、云党参、川芎、川羌活各二分，甘草一分，煎服。

此方于无热者宜之，如有热加升麻、朱砂各四分，如牙关紧闭者加乌梅三个为引。

其二：用手足十指甲以香油炒黄，为末，黄酒冲服，汗出即愈，实奇方也。

其三：荆芥、黄蜡、鱼鲊（炒黄）各五钱，艾叶三片，入无灰酒一碗，熏汤煮一炷香，汗出立愈。

## 40. 治鼓胀方

三棱、文竹、红花、广木香、清夏、血竭、苏木、槟榔、牙皂、炒枳壳、当归、香附各二钱，生二丑二两，川军两半，共为细末，分七次，红糖茶冲服，空心服。

## 41. 治水鼓神方

轻粉二钱，巴豆四钱（去壳衣，研去油，七次），生硫黄一钱，共研成末，先以新棉一片敷脐上，次以药饼当脐按之，外用布扎紧，如人行五六里自泻下，候三五度除去药饼，以温粥食之，久患者需隔日方去药饼，愈后忌饮凉水，此方治水鼓如神，其余鼓胀功力稍缓。

## 42. 治十种水肿方

大戟，从左右肋肿倍用；醋炒芫花，从面肿倍用；

葶苈子，从舌根肿倍用；泽泻，从四肢肿倍用；

煨甘遂，从腰腹肿倍用；藁本，从肾肿起倍用；

桑白皮，从脚肿倍用；巴豆（去油皮），从小腹肿倍用；

连翘，从肾囊肿倍用；红饭豆，从腹肿倍用；

研末，蜜丸梧子大，茯苓煎汤吞服，不拘时，每日三丸。

## 43. 专治遗尿效方

熟地黄、云苓（盐水炒）、蒺藜各三钱，山茱萸、山药、桑螵蛸、南星、半夏各二钱，新会皮，不用引。

## 44. 治小儿遗尿方

黄芪一两，桑螵蛸五钱，升麻一钱，水煎服，每日一剂，连服三天。

本方适用于 5 岁以下儿童，小溲频数，约 3 分钟一次，尿量不多，活动更甚。

白蘘子，每日空心生吞一二十粒，盐汤下。

## 45. 治火烧汤烫方

四物各三钱，白芷、花椒、紫草各三钱，香油六至八两煎去渣，搅匀后加轻粉、血竭各三钱，梅片一钱。用时涂于患处。

## 46. 治疳积方

生熟毛术共五钱，芒硝一两，乌贼骨一两，砂仁三钱，朱砂四钱，鸡肝一具。

先将前四味轧粗面，同鲜肝放碗内捣匀，用白布包好蒸熟，晒干，研细（与朱砂同研）听用。每用五分加入红白糖少许，开水冲服，每加一岁加五分，忌生冷、油腻。

## 47. 治疗十种水气方

用绿豆二合半，附子一枚作两片同煮，空心食豆，次日将附子作四片煮豆二合半食豆。如此数服则效，水从小便出。

## 48. 治赤白带下方

蘘根捣汁加童便露一夜，空心温服。

贯众用醋蘸湿，慢火炙令香熟，候冷为末，每空心米饮下三钱。治妇人血崩，产后亡血过多，赤白带下，年深月久，诸方不效者，此方名独圣散。

## 49. 治小儿身热方

石膏一两，青黛一钱为末，酌量饮，灯心汤下。

## 50. 通妙真人治疗盗汗不止方

熟艾，茯神，乌梅3个，卧时煎服。

# 第三十五章　海崇熙自编方剂歌诀

## 1. 治疗胆结石方

胆通能，是偏方，枳朴茵芍金槟榔；

蒲公英，黑乌梅，青柴大黄合木香；

配合芥子泥冷敷，胆石胆痛力能匡。

方剂组成：枳实 15 克，厚朴 12 克，茵陈 20 克，芍药 12 克，鸡内金 15 克，槟榔 10 克，蒲公英 20 克，黑乌梅 12 克，青皮 10 克，柴胡 10 克，大黄 10 克（后下），木香 10 克。配合白芥子 10 克捣成泥状冷敷在胆囊部位。

功效：疏肝利胆，清热化石。主治：胆结石，胆囊炎，胆道蛔虫。

## 2. 治疗泌尿道结石方

三金二石牛车泽，化秽冲排甘苓随；

海氏加入硝二丑，泌尿结石功独特。

方剂组成：鸡内金 30 克，海金沙 15 克，金钱草 30 克，石韦 15 克，滑石 18 克，牛膝 15 克，车前子 15 克（包煎），泽泻 12 克，甘草 6 克，茯苓 12 克，芒硝 6 克（冲服），黑白丑 9 克。

功效：利尿通淋，泻下逐水，化石排石。主治：泌尿系统结石，如肾结石、输尿管结石、膀胱结石、尿道结石，以及泌尿系统炎症等。

### 3. 治疗小儿肺炎方

小儿肺炎，荆芥桔甘，百部贝母紫菀，陈皮杏仁白前。

凉水泡后轻煎，频服疗效极验。

方剂组成：荆芥 5 克，桔梗 5 克，甘草 5 克，百部 10 克，贝母 10 克，紫菀 10 克，陈皮 10 克，杏仁 10 克，白前 10 克。以上为 3 岁儿童药量，视年龄大小应适当加减，每日 1 剂。水煎 150~250 毫升频服。3~6 天可愈。

功效：祛风宣肺，化痰止咳，平喘。主治：小儿肺炎，支气管炎等。

### 4. 治疗小儿咳嗽方

小儿外感咳嗽，荆防陈夏杏草；

紫菀百部桔五味，轻煎喝了就好。

方剂组成：荆芥 5 克，防风 4 克，陈皮 5 克，半夏 3 克，杏仁 3 克，甘草 2 克，紫菀 5 克，蜜百部 5 克，桔梗 3 克，五味子 3 克。

功效：宣肺解表，化痰止咳。主治：小儿外感风寒，咳嗽有痰。现代用于治疗风寒感冒，咽炎，支气管炎等。

### 5. 治疗喉蛾方

扁桃体炎即喉蛾，大黄附子细辛着；

甘草半夏玄明粉，下咽顷刻顽症霍。

方剂组成：大黄 9 克，制附子 6 克，细辛 3 克，甘草 5 克，姜半夏 6 克，玄明粉 6 克。

功效：泻火利咽，化痰散结，消肿止痛。主治：喉蛾肿大，或化脓。现代用于治疗咽喉炎，扁桃体炎，化脓性扁桃体炎等。

## 6. 治疗咳嗽方

咳嗽神方老君留，诃子杏仁五味投；

再入明矾为细末，每服一钱病即瘳。

方剂组成：诃子 12 克，光杏仁 9 克，五味子 10 克，明矾 6 克，研细末，每服 5 克，日三次。

## 7. 清肺宁嗽方

清肺宁嗽杏百玄，蛤粉陈贝地骨菀；

柿霜麦冬稆豆衣，咯血仙侧茜藕添；

潮加鳖甲泻山药，梦多神龙一并煎。

方剂组成：光杏仁 9 克，炙百部 9 克，玄参 9 克，蛤蚧粉 6 克，陈皮 6 克，川贝母 6 克，地骨皮 9 克，蜜紫菀 6 克，柿霜 6 克，麦冬 6 克，黑稆豆衣 9 克，仙鹤草 6 克，侧柏炭 6 克，茜草根 2 根，藕节炭 2 枚。

潮热者加鳖甲、泽泻、山药；梦多者加神龙丹（白龙骨、白茯神）。

## 8. 养阴止血方

养阴止血地菀柏，玄鹤百茜茅贝陈；

杏藕茶花合为剂，酌加童便与十灰。

方剂组成：生地黄 30 克，蜜紫菀 9 克，黄柏 9 克，玄参 15 克，仙鹤草 15 克，百部 9 克，茜草根 9 克，白茅根 15 克，川贝母 6 克，陈皮 6 克，苦杏仁 6 克，藕节 2 枚，儿茶 6 克，花粉 9 克。酌加十灰散适量。

### 9. 育阴潜阳方

育阴潜阳冬虫草，三甲二地百杏漆；

豆衣川贝金石斛，潮热颧红有奇效。

方剂组成：冬虫夏草、鳖甲、龟甲、穿山甲（猪蹄甲）替代、生地黄、熟地黄、百部、杏仁、泽漆、稆豆衣、川贝母、金石斛。（剂量不详）

### 10. 养阴清肺方

养阴清肺女贞丹，二冬二地墨旱莲；

鸡矢山萸炙龟板，百合陈皮共为煎。

方剂组成：女贞子、丹皮、麦冬、天冬、生地黄、熟地黄、墨旱莲、鸡屎藤、炙龟板、百合、陈皮。（剂量不详）

### 11. 治吐血、呕血等一切出血症方

吐血呕血有良方，大黄白及研末尝；

加入童便频频服，实践方知效验彰。

大黄、白及各 10～15g，研成细末，用童便 500～1000 毫升，频频冲服。

### 12. 治疗牙痛方

石膏荆丹地青草，麦连知柏芎芷燎；

术芍羌胆柴枝配，黄壳桔芩饭后饶。

方剂组成：石膏 12 克，荆芥 10 克，丹皮 10 克，生地黄 12 克，青皮 10 克，甘草 6 克，麦冬 10 克，黄连 6 克，知母 12 克，黄柏 9 克，川芎 9 克，白芷 9 克，白术 12 克，芍药 9 克，羌活 6 克，龙胆草 3 克，柴胡 6 克，桂枝 9 克，大黄 6 克，枳壳 3 克，桔梗 6 克，黄芩 9 克。

### 13. 治疗虚火上冲牙痛方

虚火上冲牙痛方，荆防羌青西洋参；

毛姜丹皮细辛升，二地灯心用之灵。

方剂组成：荆芥、防风、羌活、青皮、西洋参、毛姜、丹皮、细辛、升麻、生地黄、熟地黄、灯心草。（剂量不详）

### 14. 治疗鼻衄方

鼻衄不止蒜涂脚，发灰吹鼻亦妙和；

白及津调山根上，栀子生地煎汤喝。

方剂组成：大蒜、血余炭、白及、栀子、生地黄。（剂量不详）

### 15. 治疗肝腹水张琪经验方

张琪藻朴合剂，二丑木香槟知；

参术苓姜花粉，腹水攻补兼施。

方剂组成：海藻 40 克，厚朴 30 克，黑白丑 30 克，木香 15 克，槟榔 20 克，生姜 25 克，人参 15 克，白术 20 克，茯苓 30 克，知母 20 克，花粉 20 克。

### 16. 导水茯苓煎

导水茯苓麦术泽，桑苏槟瓜陈腹随；

砂仁灯心疗肿满，咳喘依息尿痛涩。

方剂组成：赤茯苓 30 克，麦冬 20 克，白术 25 克，泽泻 20.克，桑白皮 15 克，紫苏 15 克，槟榔 20 克，木瓜 15 克，陈皮 15 克，大腹皮 15 克，砂仁 10 克，灯心为引，煎服。

### 17. 金津玉液煎

金津玉液疗尿糖，参芪山葛麦地苍；

苓味膏连玄参牡，缓为丸服急作汤。

方剂组成：人参 10 克，黄芪 10 克，山药 20 克，葛根 15 克，麦冬 10 克，生地黄 10 克，苍术 6 克，茯苓 10 克，五味子 6 克，石膏 15 克，黄连 10 克，玄参 10 克，牡丹皮 10 克。

## 18. 瓜蒌汤

瓜蒌汤用五味梅，山楂萸肉术芍随；

黄芪丹参同甘草，低酶留恋此方推。

方剂组成：瓜蒌 15 克，五味子 10 克，乌梅 6 克，山楂 10 克，山茱萸 10 克，白术 10 克，白芍 6 克，黄芪 15 克，丹参 15 克，甘草 3 克。

## 19. 降酶汤

五根三参降絮浊，药粉豆茅板共葛；

党参玄参并苦参，坚持守法疗效卓。

方剂组成：花粉 10 克，山豆根 6 克，白茅根 15 克，葛根 15 克，板蓝根 10 克，党参 15 克，玄参 10 克，苦参 6 克。

## 20. 利肝化浊汤

利肝化浊泽茜金，草决蚤休楂葛茵；

赤芍散用葛二丹，熟地玄明芩川军。

方剂组成：泽泻 15 克，茜草 10 克，金钱草 15 克，决明子 10 克，蚤休 6 克，葛根 15 克，茵陈 12 克，赤芍 10 克，丹皮 10 克，熟地黄 9 克，玄明粉 6 克，黄芩 10 克，大黄 6 克。

## 21. 养肝汤

养肝汤治肝夜疼，甘芍生地木瓜灵；

首乌旱莲丹玄参，二十剂后显神功。

方剂组成：甘草 6 克，白芍 10 克，生地黄 10 克，宣木瓜 10 克，何首乌 10 克，墨旱莲 15 克，丹皮 10 克，玄参 12 克，五灵脂 10 克。

## 22. 益肝汤

益肝芪杞葛楂蒌，失笑芍桔丹牛膝；

杞蒌芍桔丹均减，添加茅根又一筹。

方剂组成：方一，黄芪 15 克，枸杞子 10 克，葛根 15 克，山楂 10 克，瓜蒌 10 克，蒲黄 6 克，五灵脂 6 克，白芍 6 克，桔梗 6 克，丹皮 10 克，牛膝 10 克。

方二，上方去枸杞子、瓜蒌、白芍、桔梗、丹皮，加白茅根 15 克。

## 23. 治臌汤

治臌汤用白术参，苓朴泽泻琥珀麦；

培土利水条达木，肝病腹水定能除。

方剂组成：白术 15 克，人参 10 克，茯苓 10 克，厚朴 12 克，泽泻 10 克，琥珀 4 克，麦芽 15 克。生姜 3 片，红枣 3 个。

## 24. 牡蛎泽泻散

牡蛎泽泻散神奇，实肿阳水此方医；

天花商陆葶苈子，海藻赤豆与蜀漆。

方剂组成：牡蛎 20 克，泽泻 10 克，天花粉 10 克，商陆 6 克，葶苈子 15 克，海藻 12 克，赤小豆 10 克，蜀漆 5 克。

## 25. 失音哑嗓汤

萝卜三个皂一只，一碗水煎半碗成；

三服不过语音出，失音哑嗓有奇功。

方剂组成：萝卜 3 个（切成片），皂荚 1 只（5 克）打破，加水煎服。

## 26. 附子粳米大建中汤

附子粳米半草枣，雷鸣切痛服之好；

大建中汤平衡气，人参干姜与蜀椒。

方剂组成：制附子 6 克，法半夏 6 克，炙甘草 6 克，粳米 20克，大枣 5 枚，饴糖 18 克，人参 9 克，蜀椒 3 克，干姜 6 克。主治腹中寒气，雷鸣切痛，胸胁逆横呕吐等症。

### 干祖望补编歌诀

## 27. 鼻炎合剂

鼻炎合剂苍耳辛，鸭趾桑叶与芦根；

白芷薄荷疏风热，排脓消肿此方珍。

方剂组成：苍耳子 9 克，鸭趾草 10 克，桑叶 10 克，芦根 12克，白芷 6 克，薄荷 6 克，辛夷 6 克。

## 28. 五味合剂

五味合剂酸枣仁，山药当归桂圆寻；

养血补心善镇静，梅尼埃病发眩晕。

方剂组成：五味子 10 克，酸枣仁 10 克（打），山药 15 克，当归 10 克，桂圆肉 9 克。

## 29. 脱敏汤

脱敏汤用紫茜草，蝉蜕地龙墨旱莲；

凉血疏风并止嚏，针对过敏性鼻炎。

方剂组成：紫草 10 克，茜草 10 克，蝉蜕 3 克，地龙 9 克，墨旱莲 10 克。

## 30. 干氏丹青三甲散

干氏丹青三甲散，鳖龟山甲莪棱蝉；

昆藻桃红落得打，十味之外添土元。

方剂组成：穿山甲（血竭代）2克，鳖甲10克，龟甲10克，三棱6克，莪术6克，蝉蜕3克，海藻、昆布各10克，桃仁10克，红花6克，落得打10克，土鳖虫10克。

功能：破气消瘀，攻坚化痰。主治：声带水肿，声带增生，声音嘶哑等。

## 31. 桂枝芍药知母汤

桂枝芍药知母汤，麻黄附子配生姜；

防风甘草莪术并，关节风湿急煎尝。

方剂组成：桂枝10克，白芍6克，麻黄6克，附子6克，生姜6克，防风6克，甘草3克，莪术10克。

功用：发散风寒，温经通阳，祛风除湿。主治；风寒湿引起的痹症，关节冷痛，麻木。

## 32. 桂枝茯苓丸

桂枝茯苓桃芍丹，化瘀消癥此方堪。

方剂组成：桂枝10克，茯苓12克，牡丹皮10克，桃仁10克，赤芍10克。

功效：活血化瘀，消癥。主治：宿有癥痕，痞块，妇人血瘀经闭，行经腹痛，产后恶露不绝，现代用于治疗子宫内膜炎，附件炎，子宫肌瘤，卵巢囊肿，血瘀阻滞引起的痛经等病症。

## 33. 当归芍药散

当归芍药散多功，又配苓术泽川芎；

湿瘀阻滞肝脾虚，妊娠疼痛此方宗。

方剂组成：当归 10 克，芍药 10 克，茯苓 12 克，川芎 9 克，泽泻 10 克。

功效：活血化瘀，健脾除湿，养血柔肝。主治：妊娠腹痛，妊娠下肢浮肿，不孕症，痛经，习惯性流产，子宫出血，闭经，子宫炎，附件炎，肾病综合征，慢性肝炎等疾病。辨证属湿阻者。

## 34. 橙皮汤

橙皮汤治睾丸炎，槟菱茴通桂枝尖。

方剂组成：橙皮 15 克，槟榔 15 克，菱壳 10 克，小茴 10 克，木通 10 克，桂枝尖 9 克。

功效：行气止痛，活络化湿。现代用于治疗睾丸炎，疝气等病。

## 35. 半夏厚朴汤加犀角方

阴囊肿大寻四七，犀角加入妙转旋。

方剂组成：法半夏 9 克，厚朴 12 克，茯苓 10 克，紫苏 9 克，生姜 6 克，犀角粉（水牛角粉代）少许。

功效：行气化痰，降逆止咳，散瘀消肿。主治：梅核气，阴囊炎等疾病。

## 36. 栀子大黄汤

栀子大黄豉枳实，肝胆肿痛宜堪旋；

大小柴胡任合用，酒胆懊憹有妙机。

方剂组成：栀子9克，大黄6克，枳实10克，淡豆豉25克，加减变化，可加大柴胡汤或小柴胡汤。

功效：清热泻火，疏肝利胆，退黄除烦。主治：肝胆热盛证，如肝病阳黄，胆囊炎，酒精性肝病之黄疸，心中懊憹等。

### 37. 麻黄连翘赤小豆汤

麻黄连翘赤小豆，杏桑草枣合生姜；

癣疥内陷身瘙痒，阴阳湿毒肿发黄。

方剂组成：麻黄6克，连翘9克，杏仁9克，赤小豆30克，大枣12枚，桑白皮10克，生姜6克，炙甘草6克。

功效：宣肺解毒，利湿消肿。主治：阳黄，温热侵袭机体，外有表证，内有湿热之疾病。

### 38. 大黄牡丹皮汤

大黄牡丹治肠痈，瓜桃芒硝痞硬攻。

方剂组成：大黄12克，牡丹皮10克，冬瓜仁30克，芒硝9克，桃仁9克。

功效：消肿散结，泻热破瘀。主治：肠痈，如结肠炎，急性阑尾炎，盆腔炎，痢疾等。

### 39. 薏苡附子败酱散

薏苡附子败酱散，濡软无热脓已成。

方剂组成：薏苡仁30克，制附子6克，败酱散10克。

功效：利湿排脓，逐瘀消肿。主治：化脓性肠痈，如化脓性阑尾炎等疾病。

### 40. 射干麻黄汤

咳而上气觅射麻，细辛五味款冬花；

半夏紫菀生姜枣，肺炎肺胀用堪嘉。

方剂组成；麻黄 6 克，射干 9 克，生姜 6 克，细辛 3 克，紫菀 9 克，款冬花 9 克，五味子 6 克，大枣 5 枚。

功效：宣肺解表，止咳化痰平喘。主治：外感风寒，咳喘有痰。此方可用于急慢性支气管炎，阻塞性肺气肿，伴有风寒表证者。

## 41. 厚朴麻黄汤

厚朴麻黄汤杏麦（小麦），半姜细味石膏群；

喘咳上气并胸满，热甚脉沉急煎斟。

方剂组成：厚朴 15 克，麻黄 9 克，苦杏仁 10 克，小麦 15 克，半夏 10 克，细辛 3 克，五味子 10 克，石膏 15 克。

（此方用于富贵安逸之人，过食膏粱厚味，腹满而咳者加大黄则效验更速）

功效：宣肺降逆，化饮止咳，平喘。主治：风寒闭肺，喘咳有痰，胸闷烦躁，咽喉不利。现代用于支气管炎、支气管哮喘，慢性支气管炎、肺气肿等。

## 42. 麦门冬汤

麦门冬汤参半夏，四味加入粳米枣；

火逆上气咽不利，儿童久咳益石膏。

方剂组成：麦门冬 10 克，人参 9 克，半夏 6 克，粳米 30 克，大枣 5 枚（掰开）。

（此方治火逆上气，咽喉不利。盖无论肺痿频嗽、劳嗽、妊娠咳逆，有火逆上气之状者，用之大效）

主治：现代用于治疗慢性支气管炎，支气管扩张，肺结核，矽肺病等。

### 43. 肾虚头痛方

肾虚头痛终朝昏，似疼非疼常呻吟；

四物减芍加麦味，山药芋玄葳蕤仁。

方剂组成：当归10克，熟地黄15克，川芎12克，麦门冬10克，五味子10克，怀山药15克，山茱萸15克，玄参12克，葳蕤仁10克。功效：活血补血，滋阴养肾。主治：肾虚头痛，心烦，手足心热等病症。

### 44. 荨麻疹方

荨麻疹方桂浮萍，地肤苍术薏防风；

连翘银花牛蒡子，车前皂针合地丁。

方剂组成：桂枝10克，浮萍15克，地肤子12克，苍术6克，薏苡仁15克，防风6克，连翘12克，银花15克，牛蒡子10克，车前草15克，皂针6克，紫花地丁15克。

功效：清热解毒，祛风除湿，透疹止痒。主治：荨麻疹，风疹，痒疹等。

### 45. 清热渗湿汤

清热渗湿地用鲜，竹叶焦栀黄柏连；

苓加冬菊芦青根，赤芍灯心一同煎。

方剂组成：鲜生地黄15克，竹叶10克，焦栀子12克，黄柏12克，黄连10克，茯苓10克，冬瓜皮15克，菊花10克，鲜芦根15克，赤芍10克，灯心3克。

功效：清热解毒，利水渗湿。主治：湿热阻滞引起的中下焦疾病。

## 46. 胃寒痛方

胃寒草乌桂良姜，术草贯众配奇方。

方剂组成：制草乌 4 克（先煎），肉桂 5 克，良姜 10 克，炒白术 12 克，甘草 6 克，贯众 10 克。

功效：温中散寒，健胃止痛。主治：脾胃虚寒引起的胃脘疼痛。

## 47. 胃热痛方

热痛归芍焦山栀，陈皮甘草配地黄。

方剂组成：当归 10 克，白芍 10 克，山栀 12 克，陈皮 10 克，甘草 6 克，生地 10 克。

又有一方栀子豉，橘红枳壳与生姜。

方剂组成：栀子 12 克，豆豉 10 克，橘红 12 克，枳壳 12 克，生姜 6 克。

二方均有清热泻火，理气止痛之功，主治胃热疼痛。

## 48. 春日外感方歌

春日外感方三叶，葱豉钩藤杏甘桔；

焦栀神曲共煎煮，辛凉平剂解风邪。

方剂组成：竹叶 10 克，紫苏叶 10 克，桑叶 10 克，葱白 20 克，豆豉 10 克，钩藤 6 克，杏仁 9 克，甘草 6 克，桔梗 6 克，焦栀子 12 克，六神曲 15 克。

功效：发散风热，宣肺祛风，止咳化痰。主治：春季夏初，风热感冒，咽干、口苦鼻燥，头昏头痛，咳嗽有痰。

## 49. 平肝降逆汤

平肝降逆和胃汤，赭旋苓陈竹半姜；

萎蕤左金金石斛，呕酸脘痛妙用长。

方剂组成：赭石 15 克（先煎），旋覆花 15 克（包煎），茯苓 12 克，陈皮 10 克，竹茹 10 克，法半夏 9 克，生姜 6 克，瓜蒌 12 克，薤白 10 克，黄连 9 克，吴茱萸 1.5 克，石斛 12 克。

功效：疏肝理气，降逆止呕，和胃止痛。主治：肝气犯胃，胃脘胀痛，口苦反酸，有烧灼感，吞酸吐酸，呕吐等。现代用于治疗胃炎，胆汁反流性胃炎，胃及十二指肠溃疡等疾病。

## 50. 黄连阿胶汤

黄连阿胶鸡子黄，芩芍合用血痢良；

小便热淋茎中痛，心烦咳血有特长。

方剂组成：黄连 12 克，黄芩 6 克，芍药 6 克，鸡子黄 2 枚，阿胶 9 克（烊化）。

功效：滋阴降火，交通心肾，清退虚热。主治：少阴病，心肾不交，虚火上扰心神，心烦不得卧，邪火内攻，热伤阴血，下利脓血，尿路感染，支气管扩张，咳血，咯血等。

## 51. 痧草秘方歌诀

秘传痧草治绞肠，细辛芥穗降真香；

郁金末服清茶冷，寸匕勿多防药伤。

方剂组成：痧草 15 克，细辛 3 克，荆芥穗 10 克，降香 6 克，郁金 5 克（研末用凉茶水冲服）。

功效：活血行气，解郁止痛。主治：血瘀气滞引起的胃肠胀满，疼痛剧烈。

## 52. 清脆饮子

清脆饮子滑石麦，蝉桑薄海六味群；

汤泡作茶频频饮，哑喉破嗓有奇勋。

方剂组成：滑石 15 克，麦冬 10 克，蝉蜕 3 克，桑叶 10 克，薄荷 6 克，海藻 10 克。

功效：滋阴清热，宣肺散结，利咽消肿。主治：风热感冒，肺实不鸣，声音嘶哑，口苦咽痛。如咽炎，喉炎，声带结节，声带水肿等。

## 53. 防己地黄汤

防己地黄草桂防，生地绞汁得酒良；

老年谵妄迷方向，失心疯证郁悲伤。

方剂组成：防己 15 克，甘草 5 克，桂枝 6 克，防风 6 克，鲜生地黄 30 克（绞汁加黄酒 10 克）。

功效：滋阴凉血，祛风通络。主治：风入心经，阴虚血热，症为狂状，谵语妄行，无寒热，脉浮，手足蠕动，舌红少苔。现代用于治疗老年痴呆，癫病，癫痫，风湿，类风湿性关节炎等，证属阴虚热伏者。

## 54. 乌头汤

乌头汤需芍麻芪，川乌蜜煎甘草炙；

历节疼痛难屈伸，麻痹特正难起立。

方剂组成：制川乌 6 克（加水加蜜先煎 1 小时，再和诸药煎半小时），芍药 10 克，麻黄 9 克，黄芪 18 克，炙甘草 6 克。

功效：祛寒除湿，匡扶正气，温经止痛。主治：寒湿痹症，关节冷痛。现代用于治疗类风湿性关节炎，骨性关节炎，腰椎间盘突出症，肩周炎，筋膜炎等。

## 女科病方数则

### 55. 痛经两方合编歌诀

经水将来腹中痛，清热调血汤有功；

四物加入川黄连，止痛还需桃附红；

四物加入参姜枣，经尽腹痛用之灵。

方剂组成：方一，当归 10 克，熟地黄 10 克，白芍 9 克，川芎 12 克，黄连 10 克，桃仁 10 克，香附 12 克，红花 10 克。

功效：清热养血，调经，行气止痛。主治：血虚血瘀，阴虚内热之痛经。

方二，当归 10 克，熟地黄 10 克，白芍 9 克，川芎 12 克，人参 10 克，干姜 10 克，大枣 5 枚。

功效：温经，补气血，调经止痛。主治：气虚亏虚，阳气不足，血瘀之痛经。

### 56. 黄芩散

黄芩散用归芍苍，知母花粉芎草良；

月经先期如胆水，腰腹疼痛面萎黄。

方剂组成：黄芩 15 克，当归 10 克，芍药 9 克，苍术 10 克，知母 10 克，花粉 10 克，川芎 12 克，甘草 5 克。

功效：清热化湿，调经止痛。主治：肝胆湿热引起的经行先期，月经如胆汁色，腰酸痛，面萎黄等。

### 57. 理经四物汤

理经四物柴延术，三棱黄芩黄香附；

月经后期如漏水，头昏目眩白带除。

方剂组成：当归 10 克，熟地黄 10 克，白芍 9 克，川芎 12

克，柴胡 9 克，延胡索 15 克，三棱 10 克，莪术 10 克，黄芩 12 克，香附 15 克。

功效：活血补血，理气化湿，调经止滞。主治：气滞血瘀，血虚湿阻引起的经行后期，头昏目眩，白带多等。

## 58. 紫金丸

月经或前或后症，紫金丸方效最灵；

乌药良姜枳莪棱，红蔻砂仁陈皮槟。

方剂组成：乌药 12 克，良姜 10 克，枳壳 10 克，莪术 10 克，三棱 10 克，红蔻 9 克，砂仁 6 克，陈皮 10 克，槟榔 10 克。

功效：活血祛瘀，温经化湿，理气调经。主治：气滞血瘀，湿寒阻滞引起的行经先后无定期。经色暗，有血块，少腹胀痛等。

## 59. 红花散

红花散治行经痛，牛归赤芍莪棱芎；

枳壳加入三五剂，后服调经丸收功。

方剂组成：红花 15 克，牛膝 10 克，赤芍 10 克，当归 10 克，莪术 10 克，三棱 10 克，川芎 12 克。

功效：活血逐瘀，散结止痛。主治：由气滞血瘀引起的痛经，经行后期。现代用于治疗卵巢囊肿，子宫肌瘤等。

## 60. 牛膝汤

经来小溲痛如割，牛膝煎汤乳香末；

加麝一分空腹饮，大病得此永解脱。

方剂组成：牛膝 30 克，乳香 6 克，煎汤。麝香 0.3 克，乳香 0.3 克，研粉冲服。

功效：活血通经，利水通淋，开闭止痛。主治：月事来时解小便有刺痛感。现代用于治疗宫颈炎，膀胱炎，泌尿系统感染，尿道炎，小便有刺痛感。

### 61. 金钩散歌诀

金钩散用四物芩，断胶地榆白芷芬；

恶露重来经不止，只缘房劳贪食辛。

方剂组成：当归 10 克，熟地黄 10 克，芍药 9 克，川芎 12 克，黄芩 12 克，川续断 15 克，阿胶 10 克（烊化），地榆 15 克，白芷 5 克。

功效：养血祛瘀，排除恶露。主治：产后恶露不绝，或干净后又重来，多由房事过度或食辛热食物引起。现代也用于治疗子宫炎，宫颈炎，子宫肌瘤等。

### 62. 理肝消郁汤

肝气郁结乳胀痛，柴芍香附郁金平；

路路二橘苏青楝，核块还需王甲增。

方剂组成：柴胡 12 克，白芍 20 克，香附 15 克，郁金 15 克，路路通 15 克，陈皮 10 克，橘核 10 克（打），苏木 5 克，青皮 12 克，川楝子 9 克，王不留行子 15 克，穿山甲（鳖甲代）15 克。

功效：化瘀散结，消肿止痛。主治：肝气郁结，气滞血瘀引起的乳房胀痛，乳房肿块，痛经。现代用于治疗乳腺炎，乳腺小叶增生，乳腺良性肿瘤。软组织跌打损伤引起的血肿疼痛，疗效佳。

### 63. 浪淘沙·不孕证（自编）

不孕有奇方，泽红芎当，牛膝丹参艾叶香，益母续断月季尝，引用红糖。先期加赤丹，巴鹿后饷，引经腹痛延木香，腹酸秦艽杜仲行（音杭），功效非常。

方剂组成：益母草 15 克，川续断 15 克，月季花 5 克，红糖 30 克，经行先期加赤芍 10 克，丹皮 10 克。后期加巴戟天 10 克，鹿角胶 10 克（烊化），行经时腹痛加延胡索 12 克，木香 6 克。腹酸者加秦艽 12 克，杜仲 10 克。

功效：活血调经，补肝肾，益精血。主治：月经不调引起的不孕症，伴有腹部酸痛。

## 64. 调经丸

调经两地归芍延，莪棱苓附一两权；

乌砂二茴各减半，川芎一钱米粉丸。

方剂组成：生地黄 12 克，熟地黄 12 克，当归 10 克，芍药 10 克，延胡索 12 克，莪术 10 克，三棱 10 克，茯苓 10 克，香附 15 克，乌药 10 克，砂仁 6 克（打），大茴香 6 克，小茴香 6 克，川芎 6 克。

功效：活血补血，行气祛瘀，调经止痛。主治：痛经，月经不调由气滞血瘀，血虚引起。

## 65. 通经逐瘀汤

通经甲皂麝香龙，逐瘀赤芍桃与红；

连翘柴胡毒可解，便干燥积大黄攻。

方剂组成：穿山甲 3 克（水蛭代），麝香 0.3 克，地龙 9 克，桃仁 15 克，红花 12 克，赤芍 9 克，连翘 9 克，柴胡 3 克，大便干燥者加大黄 10 克（后下）。

功效：活血化瘀，解毒。主治：烦躁，昼夜不眠，逆形逆症，皆是瘀血凝滞于血管。现代也可用于治疗慢性顽固性荨麻疹。

## 66. 胎前衄血方

胎前衄血立效散，生熟蒲黄各一钱；

黄芩丹芍鲜侧柏，各自八分丸与煎。

方剂组成：生地黄 10 克，熟地黄 10 克，蒲黄 10 克，黄芩 12 克，牡丹皮 6 克，芍药 6 克，鲜侧柏叶 30 克。

功效：滋阴清热，养血安胎止血。主治：怀孕早期，鼻衄，阴道有少量出血。

## 67. 闭口丸（附一方治白带）

胎前白带丸，龙牡石脂乌贼全；

另有银杏苡枣豆，六味地黄汤同煎。

方剂组成：龙骨 20 克，牡蛎 20 克，赤石脂 15 克，乌贼骨 10 克（打）。

功效：固涩止带。主治：早孕时白带多。

另一方剂组成：银杏 10 克，薏苡仁 15 克，大枣 5 枚，豆豉 10 克，熟地黄 15 克，山茱萸 12 克，山药 12 克，丹皮 10 克，泽泻 10 克，茯苓 10 克。

功效：补肾泻浊，祛湿止带。主治：肾虚湿阻之白带增多症。现代用于治疗附件炎，子宫炎，宫颈炎等伴有白带增多者。

## 68. 通乳两方歌诀

涌泉散用天王甲，归草为末蹄汤呷；

黄芪归芷通脉散，水酒蹄红酌情加。

涌泉散方剂组成：穿山甲 30 克（王不留行子代），当归 10 克，通草 10 克，诸药研末，用猪蹄汤送服。

功效：通经下乳。主治：产妇乳汁少。

通脉散方剂组成：黄芪 30 克，当归 12 克，白芷 5 克，研末，用黄酒煮猪蹄煎汤送服药散。

功效：补气补血，通经下乳。主治：产妇因气血不足，导致的乳汁少。

## 69. 清经散、两地汤合编

清经散里熟地丹，地骨蒿芍柏苓餐；

两地汤用麦胶芍，经少早地地玄。

清经散方剂组成：熟地黄 15 克，牡丹皮 10 克，地骨皮 12 克，青蒿 12 克，赤芍 10 克，黄柏 12 克，茯苓 10 克。

功效：清热凉血，调经。主治：阳盛血热导致的月经先期而至，伴有小便黄，大便干燥，心烦口渴等。

两地汤方剂组成：生地黄 15 克，地骨皮 15 克，玄参 10 克，麦冬 10 克，阿胶 10 克（烊化），白芍 10 克。

功效：滋阴清热，养血调经，除蒸止血。主治：阴虚血热而致的经行先期，现代可用于糖尿病，出血症等。

## 70. 防己汤

妊娠水肿腹中胀，呼吸困难溲不畅；

防己汤用茯苓苏，桑皮生姜与木香。

方剂组成：防己 15 克，茯苓 12 克，苏子 10 克，桑白皮 12 克，生姜 6 克，木香 9 克。

功效：行气利水，消肿，宣肺平喘。主治：子满症。孕妇胎水过多，小便不畅，腹大异常，胸膈胀满，遍身浮肿，胸闷，呼吸困难。现代用于治疗怀孕中后期羊水过多，胸腹胀满，小便短少，或不通，遍身肿胀，喘促不得卧。

## 71. 竹叶汤

竹叶汤方人参葛，防风桂枝甘草桔；

姜枣熟附呕加夏，产褥虚热服之和。

方剂组成：淡竹叶 20 克，人参 10 克，葛根 15 克，防风 6 克，桂枝 6 克，甘草 3 克，桔梗 6 克，生姜 15 克，大枣 15 枚，制附子 6 克。

功效：温阳益气，疏风解表。主治：产妇体虚感冒，发热恶寒，身痛。异常恶露，腹痛呕吐等。

## 72. 清魂散

清魂散用泽兰芎，芥穗人参国老同；

产后血虚昏晕病，酒煎一服见神功。（加珍珠三四分，其晕立止）

方剂组成：泽兰 15 克，川芎 15 克，荆芥穗 10 克，人参 10 克，甘草 6 克，米酒 30 克，珍珠粉 0.4 克（冲服）。

功效：补气血，活血利水，安神。主治：产妇气血不足引起的头昏头晕。

## 73. 赤白带下，阴疮

赤白带下白术君，云苓车前鸡冠临；

阴痒阴痛或阴肿，归枝芍苓柴楝根。

方剂组成：方一，白术 20 克，茯苓 15 克，车前子 15 克（包煎），鸡冠花 12 克。

功效：健脾渗湿，祛湿止带。主治：妇人赤白带下，阴疮。

方二，当归 10 克，桂枝 10 克，赤芍 10 克，茯苓 12 克，柴胡 10 克，川楝子根 10 克。

功效：活血祛湿，解毒消肿，杀虫止痒。主治：阴部痒，肿，痛。

## 74. 黑蒲黄散

黑蒲黄散崩漏尝，四物地榆炒蒲黄；

阿胶血余荆芥炭，丹皮香附用相当。

方剂组成：蒲黄 15 克（炒至发黑），当归 10 克，熟地黄 10 克，赤芍 10 克，川芎 10 克，地榆 15 克，阿胶 10 克（烊化冲服），血余炭 3 克，荆芥炭 10 克，丹皮 10 克，香附 12 克。

功效：活血补血，疏肝，止血。主治：血虚、肝郁之崩漏。现代用于治疗子宫肌瘤，功能性子宫出血，子宫内膜炎、宫颈炎等引起的出血症。

## 75. 治疗急性妊娠呕吐方

妊娠恶阻，温胆化裁主；

苏藿陈黄半砂吴，苓壳灶心姜茹。

方剂组成：苏梗 12 克，藿香 12 克，陈皮 10 克，黄芩 10 克，姜半夏 6 克，砂仁 6 克，吴茱萸 3 克，茯苓 10 克，枳实 10 克，灶心土 30 克（加水煮半小时后，把汤加在煮药水中，再煮诸药），生姜 10 克，竹茹 12 克。

功效：疏肝利胆，理气化痰，和胃止呕。主治：妊娠恶阻，妊娠早期出现恶心，呕吐，头晕，倦怠，食入即吐等。

## 76. 治疗妇人经断后再次行经方

妇人经断，垂老再行途；

地芍杞枣酒炒连，非瘤功效显著。

方剂组成：熟地黄 15 克，芍药 10 克，枸杞子 15 克，黄连 10 克（用黄酒炒）。

功效：滋阴补血，清虚热。主治：妇人正常断经后，再次行经（但要排除生殖系统肿瘤）。

## 77. 治疗痰饮水气病方

木防己汤石桂参，水病喘满须酌斟；

苓硝加入除去膏，肾炎尿闭效通神。

方剂组成：石膏 15 克，桂枝 6 克，人参 9 克，木防己 15 克。

功效：通阳利水，泻肺热，补元气，化饮，平喘。主治：痰饮阻于肺，膈间支饮，喘满，心下痞坚，面色黧黑，脉沉紧。现代用于治疗慢性支气管炎，肺源性心脏病，心功能不全。上方去石膏加入茯苓 15 克，芒硝 6 克（冲服），治疗肾炎引起的尿闭症。

## 78. 牡蛎泽泻散歌诀

牡蛎泽泻散神奇，实肿阳水用此医；

天花商陆葶苈子，海藻赤臣共蜀漆。

方剂组成：牡蛎 24 克，泽泻 15 克，天花粉 12 克，葶苈子 15 克，海藻 12 克，蜀漆 6 克。

功效：逐水消肿。主治：大病愈后，水气停聚，腰以下浮肿，小便不畅等。

## 79. 林氏治臌秘方

林氏治臌秘传方，莪棱血红苏槟当；

木附半枳丑军皂，分服七次引红糖。

方剂组成：三棱 10 克，莪术 10 克，血竭 2 克，红花 10 克，苏木 6 克，槟榔 15 克，大黄 9 克，当归 10 克，木香 10 克，制附子 10 克，枳实 15 克，二丑 6 克，皂荚 6 克，法半夏 6 克，红枣 3 枚。

功效：活血化瘀，逐水消胀。主治：气滞血瘀，水饮停聚腹中，引起的臌胀。现代用于治疗肝硬化腹水，结核性腹膜炎，腹水，肾病综合征等。

## 80. 治肝散

治肝散治肝腹水，谷豆大枣核桃仁；

车前杏仁烘干轧，每服三钱用开水；

每日早晚各一次，腹水消失方为准。

方剂组成：谷芽、赤小豆、大枣、核桃仁、车前子、杏仁，各等份，烘干，打成粉，掺拌均匀，每次 9 克，用温开水送服。

功效：利水消肿，宣肺降浊。主治：肝硬化腹水。

## 81. 茯苓杏仁甘草汤、橘皮枳实生姜汤

茯苓杏草短气尝，迫息喘悸功能攘；

橘皮枳姜疗短气，痞满呃逆亦相当。

茯苓杏仁甘草汤方剂组成：茯苓 15 克，杏仁 10 克，甘草 6 克。

功效：宣肺散饮，止咳平喘。主治：胸闷气短，喘促心悸。

橘皮枳实生姜汤方剂组成：橘皮 15 克，枳实 15 克，生姜 20 克。

功效：行气开郁，和胃化饮。主治：胸痹，胸中气虚，短气。

## 82. 瓜蒌瞿麦丸

瓜蒌瞿麦丸，山药苓附全，

腰肾虚冷溲不利，不宜地黄此方蠲。

方剂组成：瓜蒌 15 克，瞿麦 12 克，山药 15 克，茯苓 12 克，制附子 10 克。

功效：温阳利水，润燥。主治：肾中阳气亏虚，有水气，口渴。

## 83. 十枣汤、控涎丹、葶苈大枣泻肺汤

十枣汤中遂戟花，强人伏饮效堪夸；

控涎丹用遂戟芥，葶苈大枣亦堪佳。

十枣汤方剂组成：甘遂 1.5 克，大戟 1.5 克，芫花 1.5 克。制成散，用大枣 10 枚煮水送服。

功效：攻逐水饮。主治：悬饮，咳吐胸胁引痛，心下痞硬，干呕短气，头痛目眩，胸背掣痛不得息。水肿，一身肿，尤以下半身水肿为甚。控涎丹方剂组成：甘遂 6 克，大戟 6 克，白芥子 10 克。

功效：逐水祛痰。主治：痰涎内伏，胸背、手脚、颈项、腰胯突然疼痛不可忍。内连筋骨，牵引痛，坐卧不宁。

葶苈大枣泻肺汤方剂组成：葶苈子 30 克，大枣 12 枚。

功效：泻肺平喘，利水消肿，宣肺化痰。主治：肺痈，胸闷痰多，气喘，喘息不得卧及全身浮肿。现代用于治疗肺脓疡，胸腔积液，渗出性胸膜炎，肺气肿等病。

## 84. 鹅梨汤

咳嗽哮喘选鹅梨，蒌贝杏桑苏陈皮；

当归麻黄白茯苓，风痰入肺此方医。

方剂组成：瓜蒌 12 克，贝母 10 克，杏仁 10 克，桑白皮 15

克，苏子 12 克，陈皮 10 克，鹅梨一个（约 200 克）削片与诸药一起煎煮。

功效：宣肺化痰，止咳平喘。主治：肺宿有痰饮，又外感风寒，风痰闭肺，咳嗽，哮喘，痰多。现代用于治疗支气管炎，支气管哮喘，喘息性支气管炎等。

## 85. 加减定喘汤

加减定喘麻冬花，厚朴白果紫菀加；

杏苏半夏合甘草，寒咳冷饮效堪佳。

方剂组成：麻黄 9 克，款冬花 10 克，厚朴 12 克，白果 10 克，蜜紫菀 10 克，杏仁 10 克，苏子 10 克，姜半夏 6 克，甘草 3 克。

功效：宣肺止咳，化痰平喘。主治：风寒外束，痰饮内蕴所致哮喘，咳嗽痰多。现代用于治疗哮喘，喘息性支气管炎等。

## 86. 加减肾气方

加减肾气定喘良，沉细肢冷急煎尝；

八味除丹加黑紫，气喘难卧可保康。

方剂组成：黑顺片 10 克，肉桂 5 克，熟地黄 12 克，怀山药 15 克，山茱萸 15 克，茯苓 10 克，泽泻 10 克，炮黑姜 10 克，炮紫姜 10 克。功效：温补肾阳，引火归原，纳气平喘。主治：肾阳亏虚，肾不纳气之喘促、呼多吸少，腰及下肢发凉。

## 87. 桑丹泻白汤

桑丹泻白二桑丹，地骨橘贝草米全；

竹茹大枣煎汤饮，木叩金鸣可回天。

方剂组成：桑叶 10 克，桑白皮 15 克，牡丹皮 10 克，地骨皮

12 克，陈皮 10 克，贝母 10 克，甘草 5 克，粳米 15 克，竹茹 10 克，大枣 5 枚。

功效：清肝保肺，蠲痰调中。

按：此为清肝保肺法，治肝火烁肺，咳则胁痛，不能转侧，甚则咳血，或痰中夹有血丝、血块，最易酿成肺痨，名曰木叩金鸣。此方清肝保肺，蠲痰调中，然唯火郁生热，液郁为痰，因而制节不行，上壅为咳喘肿满者，始为相宜。

## 88. 减字木兰花·哮证方三则

虚哮何治？甘草桔梗麦门冬。实哮奈何？二陈百部加桔梗。还有加法，冷姜热玄盐饴糖。再谈冷哮，干姜杏石半苓星。

治虚哮方剂：甘草 6 克，桔梗 10 克，麦门冬 10 克。

治实哮方剂：二陈汤加百部 12 克，桔梗 10 克。

治冷哮方剂：上方加生姜 10 克。

治热哮方剂：上方加玄参 15 克，饴糖 20 克。

另一治冷哮方剂：干姜 10 克，杏仁 10 克，石膏 10 克，法半夏 9 克，茯苓 10 克，制南星 6 克。

功效：宣肺化痰，止哮止咳。主治：哮证。

## 89. 加减菊花茶调散

加减菊花茶调散，嫩桑芥穗荷叶边；

薄荷香附麦桔草，炙草苦丁茶同煎。

方剂组成：菊花 10 克，嫩桑叶 10 克，荆芥穗 10 克，荷叶边 10 克，薄荷 6 克，香附 12 克，麦冬 9 克，桔梗 9 克，甘草 5 克，苦丁茶 6 克。

功效：疏风解热，宣肺止咳。主治：外感风热引起的头痛，目赤，咳嗽，口干苦等。

## 90. 选奇汤

选奇汤中用羌活，防风黄芩炙甘着；

祛风散邪功专擅，眉棱骨痛服此药。

方剂组成：炙甘草6克，防风9克，黄芩9克。

功效：祛风，清热止痛。主治：风热挟痰止壅，头痛眩晕，眉棱骨痛。

## 91. 茯苓泽泻汤方歌

茯苓泽泻五苓变，除却猪苓草姜添，治呕方中特云渴，胃蓄水饮即能蠲。

方剂组成：茯苓15克，泽泻15克，桂枝6克，白术12克，生姜10克，甘草5克。

功效：健脾利水，和胃止呕。主治：胃中有水饮停聚，呕吐，口渴较甚。

按语：茯苓泽泻汤主症为渴呕，此证似小半夏汤，然小半夏汤不渴。又似五苓散证，然五苓散主症为小便不利，病在肾。此方病在胃，渴呕为主，或且腹痛，亦胃弛缓、胃扩张等病之类。

## 92. 治顽固性胃痛方

顽固性胃痛，寻地丁散，参术陈草厚朴花；

麦味乌梅姜川连，解郁疏肝。

方剂组成：地丁散10克，人参10克，白术10克，陈皮10克，甘草5克，厚朴花12克，麦冬9克，五味子6克，乌梅6克，生姜10克，川黄连10克。

功效：疏肝解郁，泻肝火，滋养胃阴，和胃止痛。主治：肝气犯胃，胃阴不足引起的胃痛。胁肋疼痛，胃脘灼热痛等。

## 93. 治噤口疫痢方

疗噤口疫痢，急觅双炭，芩翘术陈赤芍，

金银同板蓝，解毒当先。

双炭饮方剂组成：金银花炭9克，大黄炭3克，板蓝根15克，赤芍9克，鸡内金9克，白术6克，黄芩6克，连翘6克，陈皮3克。

功效：清热解毒，化湿导滞，止血。主治：噤口疫痢。症见腹痛，下痢脓血，口渴烦躁，噤口，呕吐。

附：寻先贤张锡纯氏治痢七方中的三方编歌忆之

化滞归芍卜子楂，草姜六味初痢佳。

燮理山萸芍连草，桂药忍冬力能拔；

地榆生姜鸦胆子，赤白血痢随症加。

解毒生化丹更奇，金银芍草三七鸦。

疗噤口疫痢化滞方方剂组成：当归10克，芍药10克，莱菔子10克，焦山楂15克，甘草5克，生姜10克。

功效：祛瘀止痢，消食化滞。主治：疫痢初起，伴有食滞者。

疗噤口疫痢燮理方方剂组成：山萸萸15克，赤芍药15克，黄连10克，甘草5克，肉桂5克，山药15克，忍冬藤15克，地榆15克，生姜10克，鸦胆子2克。

功效：调理肠胃，泻热解毒，止血止痢。主治：噤口疫痢，赤白相兼。

解毒生化丹方剂组成：金银花30克，芍药15克，甘草5克，三七粉5克，鸦胆子2克。

功效：解毒凉血，化腐生肌，止血止痢。主治：热毒赤痢。现代用于治疗阿米巴痢疾。

## 94. 治痢奇方

芩连芍枳地榆益，麦桃槟草木香苑；

参术柴胡陈酒草，治痢奇方有加减。

方剂组成：黄芩 12 克，黄连 10 克，芍药 10 克，枳壳 10 克，地榆 15 克，麦冬 10 克，桃仁 10 克，槟榔 10 克，甘草 5 克，木香 9 克，沙苑子 15 克，人参 10 克，白术 10 克，柴胡 10 克，陈皮 10 克。

功效：清热解毒，理气止痛，润肠止痢。主治：热盛津亏，气滞血瘀之痢疾。

## 95. 治休息久痢方歌

休息久痢，藕节荷叶蒂；

麦冬侧柏臭椿皮，地榆白糖各七。

方剂组成：藕节 20 克，荷叶蒂 15 克，麦冬 10 克，侧柏叶 15 克，臭椿皮 15 克，地榆 21 克，白糖 21 克。

功效：养阴扶正，清热除湿，固涩止血，止痢。

主治：休息痢，久痢，下痢时发时止。

## 96. 治痢两方

方一：陈皮陈茶生姜盐，治痢奇方匣勿传。

方二：当归黄芩炒枳壳，新久诸痢只一般。

方一方剂组成：陈皮 20 克，陈茶 20 克，生姜 15 克，食盐 3 克。

功效主治：散寒除湿，止痢。治寒湿痢。

方二方剂组成：当归 12 克，黄芩 15 克，炒枳壳 15 克。

功效：活血养血，理气，清热，燥湿止痢。主治：新痢，久痢均可治。

## 97. 治食伤水泻方、治呕酸反胃方

食伤水泻平胃加，丁泽内金车前草。

呕酸平哕并反胃，苏连姜土用量飒。

治食伤水泻方方剂组成：生茅术 3 克，川朴 3 克，炒陈皮 4.5 克，炙甘草 5 克，丁香 4.5 克，泽泻 9 克，鸡内金 9 克，车前子 9 克。

功效：健脾和胃，理气消食，化湿止泻。主治：伤食水泻。

治呕酸反胃方方剂组成：苏叶 1.5 克，黄连 2 克，生姜 9 克，灶心土 9 克（煮水后，滤出与其他药物同煎）。

功效：抑酸和胃，燥湿止泻。主治：呕吐酸水，水泻。

## 98. 五加正气散方歌

湿秽郁结病太阴，加减正气散超群，

藿朴陈苓为主药，随症机变酌嘉斟。

脘痞腹痛便不爽，一加麦曲杏夫茵；

便溏脘闷身疼重，二加豆防通薏仁；

湿郁热蒸舌见黄，三加杏滑火煎熏；

舌苔白滑脾虚盛，四加曲楂草果群；

脘闷泄泻湿着襟；五加苍谷大夫闻。（大夫是双关语，一是医生，一指一味药品）

五加正气散方剂组成：藿香 12 克，厚朴 10 克，陈皮 10 克，茯苓 10 克。

随症加减：脘痞腹痛、大便不爽者加麦曲 15 克，杏仁 10 克，茵陈 12 克。便溏脘腹闷、身痛重者，加豆豉 10 克，防风 6 克，木通 10 克，薏苡仁 15 克。湿郁热蒸舌黄者，加杏仁 10 克，滑石 20 克。舌苔白滑、脾虚湿盛者，加麦曲 15 克，山楂 10 克，草果 6 克。脘闷泄泻、汗出着襟者，加苍术 10 克，谷芽 10 克，大腹皮 10 克。

## 99. 疏肝和胃法治神经性胃痛方

疏肝和胃香附松，吴玄连猬九香楞；沉木姜蔗汁冲饮，神经胃痛有妙功。

方剂组成：香附 12 克，甘松 6 克，吴茱萸 5 克，玄参 10 克，黄连 10 克，刺猬皮 6 克，九香虫 3 克，瓦楞子 3 克，沉香 3 克，木香 6 克，生姜 10 克，甘蔗汁少量兑入。

功效：疏肝理气，和胃止痛。主治：肝胃不和、肝气犯胃之胃痛，神经性胃痛。

## 100. 增减代赭旋覆汤

呕吐哕逆寻赭旋，陈半枳苓沉萸连；

竹茹香附枇杷叶，金匮原方有减添。

方剂组成：代赭石 12 克，旋覆花 15 克，陈皮 10 克，姜半夏 9 克，枳壳 10 克，茯苓 10 克，沉香 5 克，吴茱萸 4 克，黄连 10 克，竹茹 10 克，香附 10 克，枇杷叶 10 克，

功效：降逆理气，和胃化滞。主治：肝郁气滞，气逆上冲，胃失和降，呕哕，吐噫。

## 101. 辛凉清散法治疗流行性腮腺炎方

辛凉清散治腮炎，地丁牛蒡夏贝连；

柴薄赤丹山慈菇，银花昆布黛蛤散。

方剂组成：紫花地丁 15 克，牛蒡子 10 克，夏枯草 15 克，浙贝母 10 克，黄连 10 克，柴胡 6 克，薄荷 6 克，赤芍 12 克，山慈菇 10 克。

功效：清热解毒，凉血消肿，软坚散结。主治：腮腺炎，颌下腺炎，耳下腺炎等。

## 102. 羚羊钩藤汤歌诀

凉息肝风羚羊桑，钩藤菊贝生地黄；

竹茹甘芍茯神木，头昏胀痛有奇长。

方剂组成：羚羊角 30 克（山羊角代），桑叶 12 克，钩藤 10 克，菊花 10 克，浙贝母 10 克，生地黄 15 克，竹茹 10 克，甘草 5 克，芍药 10 克，茯神 15 克。

功效：凉血，镇肝息风，滋养肝阴。主治：肝阴不足、肝阳上亢引起的头昏脑胀，目眩，四肢麻木，口干苦，舌红少津，脉沉弦。现代可用于治疗梅尼埃病。

## 103. 阿胶鸡子黄汤

滋阴息风胶黄汤，石决牡蛎二藤匡；

茯神生地同甘芍，拘挛瘛疭投此良。

方剂组成：石决明 24 克，生地黄 20 克，白芍 20 克，生牡蛎 20 克，络石藤 15 克，茯神 12 克，钩藤 12 克，阿胶（烊化）10 克，鸡子黄 2 枚，炙甘草 6 克。

功效：平肝潜阳，息风解痉，滋阴养血，通络舒筋，和中缓急。主治：筋脉拘急，舌红少苔，脉细数，肢体抽搐，手足蠕动等。

## 104. 通乳丹歌诀

通乳神丹参归芪，麦漏通桔王甲宜；

甘草路路蹄汤煮，温服微汗乳汁积。

方剂组成：人参 10 克，当归 10 克，黄芪 30 克，麦冬 10 克，漏芦 9 克，木通 10 克，王不留行子 20 克，炮山甲（炮羊蹄甲代）30 克，甘草 5 克，路路通 10 克，桔梗 6 克，猪蹄 2 个（煮汤）。

功效：化生乳汁，通经下乳。主治：产妇气血不足，乳络不通，乳汁少。

## 105. 桑丹泻白汤

桑丹泻白二桑丹，地骨橘贝草米全；

竹茹大枣煎汤饮，木叩金鸣可回天。

方剂组成：桑叶 9 克，桑皮 12 克，淡竹茹 6 克，牡丹皮 5 克，地骨皮 15 克，川贝母 9 克，粳米 9 克，橘皮 10 克，炙甘草 6 克，大枣 3 枚。

功效：清肝火，泻肺热，蠲痰调中。主治：肝火灼肺，咳则胁痛，不能转侧，甚则咯血，或痰中夹有血丝。最易酿成肺痨，名曰木叩金鸣。

按语：此为清肝保肺，蠲痰调中之良方。然唯火郁生热，抑郁为痰，因而治节不利，上壅为咳喘肿满者，始为相宜。

## 106. 防湿散风汤

除湿散风地肤鲜，归地芎赤红花蝉；

金银蜈蚣同煎饮，湿疮瘑瘰得真传。

方剂组成：地肤子 12 克，白鲜皮 12 克，当归 10 克，生地黄

15 克，川芎 9 克，赤芍 9 克，红花 9 克，蝉蜕 3 克，金银花 12 克，蜈蚣 1 条。

功效：养血凉血，祛风除湿，息风止痒。主治：湿邪热毒引起的湿疮，疮疡，皮炎，湿疹，痒疹，荨麻疹，颈部淋巴结核，发生硬块、溃烂流脓等症。

## 107. 加减肾气方

加减肾气定喘良，沉细肢冷可煎尝；

八味除丹加黑紫，气喘难卧可保康。

方剂组成：熟地黄 12 克，怀山药 15 克，山茱萸 15 克，茯苓 10 克，泽泻 10 克，黑顺片 10 克，肉桂 6 克，炮黑姜 10 克，炮紫姜 10 克。

功效：补肾纳气，温肾助阳，引火归原。主治：肾不纳气、肾阳亏虚之喘促，四肢发凉，脉沉细等。

## 108. 清肺平喘方

清肺平喘三海苓，苏姜杏贝沙参平；

竹茹黄芩汤为剂，阴虚肺火有效功。

方剂组成：海藻 10 克，昆布 10 克，海浮石 15 克，茯苓 10 克，紫苏子 10 克，生姜 10 克，杏仁 10 克，贝母 9 克，沙参 12 克，竹茹 12 克，黄芩 12 克。

功效：清肺化痰，止咳平喘，滋阴降火。主治：肺热，阴虚火盛，痰多，喘促，咳嗽。

## 109. 治胃痛兼呕吐清水方歌

胃痛呕吐清水方，术芍苓薤半良姜；

香附赭石同牡蛎，痛为主证选用良。

方剂组成：白术 15 克，白芍 10 克，茯苓 10 克，薤白 10 克，生姜 10 克，半夏 9 克，良姜 10 克，香附 12 克，代赭石 10 克，牡蛎 15 克。

功效：温胃化湿，降逆止呕，制酸和胃。主治：脾胃虚寒、胃停水饮之胃痛、吞酸、吐清水。

## 110. 香芎汤

三叉神经痛，验方有香芎；

石膏香附川芎三，桂二草薄五分用。

方剂组成：香附 9 克，川芎 9 克，石膏 9 克，桂枝 6 克，甘草 3 克，薄荷 3 克。

功效：活血理气，凉血祛风，止痛。主治：三叉神经痛，牙痛等。

## 111. 清湿化痰汤

胁间神经痛，清湿化痰灵；

二陈加入芩姜芥，白芷羌活天南星。

方剂组成：姜半夏 9 克，陈皮 10 克，黄芩 12 克，生姜 10 克，白芥子 10 克，白芷 5 克，羌活 6 克，天南星 6 克。

功效：清湿化痰，止痛。主治：痰湿阻滞胸胁引起的胸胁疼痛。

## 112. 疔疽肿毒方歌

疔疽肿毒菊地丁，金银贝母五爪龙；

生地甘草白及鼠，白芷花粉连翘平；

枯草六两河水煎，溃后加入芪味冬。

方剂组成：野菊花 15 克，紫花地丁 15 克，金银花 15 克，贝

母 10 克，五爪龙 15 克，生地黄 30 克，甘草 6 克，白及 9 克，牛
蒡子 10 克，白芷 6 克，花粉 10 克，连翘 15 克，夏枯草 15 克。

功效：清热解毒，逐瘀消肿，止痛。主治：疔，疽，肿痛，
化脓者再加黄芪 30 克，五味子 10 克，麦冬 10 克。

### 113，治不眠方歌

失眠不寐丹沙参，生地石斛同茯神；

竹茹竹叶远志味，甘草麦冬酸枣仁。

方剂组成：丹参 12 克，沙参 12 克，生地黄 15 克，石斛 10
克，茯神 15 克，竹茹 9 克，竹叶 9 克，远志 9 克，甘草 6 克，麦
冬 12 克，酸枣仁 15 克。

功效：泻火滋阴，宁心安神。主治：心阴不足，心火炽盛，
热扰心神而致失眠不寐，多梦，少苔，口干苦等。

### 114. 驱蛔饮方歌

驱蛔饮用乌梅辛，槟榔川椒楝树根；

红糖加入空腹饮，腹内蛔虫永绝气。

方剂组成：乌梅 10 克，细辛 6 克，槟榔 12 克，川椒 3 克，
楝树根 6 克，红糖 20 克为引。

功效：杀虫驱蛔。主治：虫积，如蛔虫、绦虫、寸白虫、蛲
虫、钩虫等。

### 115. 瓜蒌瞿麦丸方歌

瓜蒌瞿麦丸，山药苓附全，

腰肾虚冷溲不利，不宜地黄此方蠲。

方剂组成：瓜蒌根 15 克，瞿麦 10 克，山药 15 克，茯苓 10
克，制附子 10 克。

功效：化气利水，润燥。主治：由于水寒结于下，燥火聚上而致，小便不利，有水气，口渴等。

## 116. 防己黄芪汤、防己茯苓汤

防己黄芪汤治风，白术甘草除湿灵；

去术加入茯苓桂，四肢聂聂水气肿。

防己黄芪汤方剂组成：防己 12g，黄芪 15g，炙甘草 6g，白术 9g。

功效：益气健脾，祛风利水。主治：表虚湿盛，外感表证，恶风，汗出，周身重，小便不利，舌淡，脉浮等。

防己茯苓汤方剂组成：防己 15 克，黄芪 20 克，桂枝 10 克，茯苓 10 克，甘草 5 克。

功效：温阳益气，化气，利水消肿，解表。主治：脾肺气虚，水湿停留，治皮水，四肢浮肿，按之没指，腹肿胀，口不渴，小便不利。现代用于治疗急慢性肾炎，营养不良性水肿等。

## 117. 黄土汤、柏叶汤

失血脉紧黄土汤，术芩胶附草地黄；

吐血寒症寻柏叶，姜艾马通亟煎尝。

黄土汤方剂组成：灶心土 30 克，白术 15 克，阿胶 10 克，附子 10 克，黄芩 12 克，防风 6 克，甘草 5 克。

功效：温脾胃，散寒邪，补血止血。主治：脾胃虚寒，气血不足之出血症，主治上消化道出血，如胃及十二指肠溃疡出血、便黑血。慢性肠炎、溃疡出血亦可医。

柏叶汤方剂组成：柏叶、干姜、艾叶各 9 克。

功效：温经止血。

主治：以出血不足，面色萎黄，舌淡脉虚为要点。现代用于治疗溃疡病、慢性结肠炎等。

## 118. 玄参汤

扁桃体炎，急觅玄参，甘桔射翘薄豆根，牛子升麻同群；

热盛加石膏，便秘投川军，恶寒选荆防，喉症绝伦。

方剂组成：玄参10克，甘草6克，桔梗10克，射干10克，连翘15克，薄荷6克，山豆根6克，牛蒡子10克，升麻5克。热盛者加石膏15克，便秘者加大黄10克。

功效：清热解毒，利咽消肿。主治：咽喉肿痛，现代用于治疗急性咽炎、喉炎、扁桃体炎等症。

## 119. 消疬汤

消疬汤，功效彰，全蒌皂角草味黄，下尽秽物瘰疬匡。

方剂组成：全瓜蒌15克，皂角6克，甘草5克，五味子6克，大黄10克。

功效：消痈散结，化痰清热，通便。主治：痰热互结，痰核瘰疬。现代用于治疗颈部淋巴结核、甲状腺肿等疾病。

## 120. 红花麻木痛风方

红花白芷威灵仙，防风四味好酒煎；

一切麻木均可服，痛风历节即时蠲。

方剂组成：红花15克，白芷6克，威灵仙12克，防风9克，白酒30克。

功效：活血通络，祛风除湿，止痛。主治：风湿痹症，经络阻滞，肢体疼痛麻木。现代用于治疗风湿性关节炎、颈椎病、肩周炎、膝关节炎等。

## 121. 治肝气方、治虫病方

肝气传来有奇方，乌梅橘叶盐椒良。

橘盐更换糖姜榧，腹内虫痛急煎尝。

治肝气方方剂组成：乌梅 12 克，橘叶 15 克，盐 6 克，川椒 5 克。

功效：疏肝理气，柔肝保肝，温暖脾胃。主治：肝气郁结，肝胃不和，胁肋胀痛，脘闷不舒，胀满疼痛。

治虫积方方剂组成：乌梅 12 克，川椒 5 克，红糖 30 克，生姜 10 克，榧子 15 克。

功效：安蛔杀虫，止痛。主治：蛔虫、钩虫、绦虫、蛲虫，以及虫积引起的腹痛。

## 122. 扁竹治忧汤

心头急痛不能当，我有仙人海上方；

扁竹醋煎通口咽，管教时刻便安康。

方剂组成：扁竹 30 克，醋 30 克，加水同煎。

功效：泻心火，通利小便，消忧除烦。主治：忧愁郁心，心火炽盛，心烦不宁等。

## 123. 治肾囊风

男子肾囊风，苦参及威灵，归尾蛇床子，熏洗有奇功。

方剂组成：苦参 30 克，威灵仙 20 克，当归尾 20 克，蛇床子 20 克。用法；诸药煎煮后，晾温后，洗患处，不可内服。

功效：杀虫，除湿，止痒。主治：湿疹，皮炎，阴囊湿疹

## 124. 天台乌药散

天台乌药汤，小肠寒疝良；

槟榔青皮川楝子，茴香木香与良姜。

方剂组成：槟榔 12 克，青皮 10 克，川楝子 10 克，小茴香 10 克，木香 9 克，高良姜 10 克。

功效：祛寒散结，行气止痛。主治：小肠寒疝，疼痛。

## 125. 治大头瘟方

头面肿大，荆防羌菊花，龙胆牛子甘桔翘，白芷薄荷升麻；

黄柏藁本，京子与玄参，病瘥炭火慢慢熬，徐徐服之方稳。

方剂组成：荆芥 9 克，防风 6 克，羌活 6 克，薄荷 6 克，芍药 6 克，升麻 5 克，黄柏 12 克，藁本 10 克，蔓荆子 9 克，玄参 12 克。

功效：清热解毒，祛风，散结消肿。主治：天行邪毒，侵袭三阳之经引起的头面焮红肿痛，大头瘟。现代用于治疗流行性腮腺炎、睾丸炎。

## 126. 萆薢汤

方一：灵仙没乳，牛独苓白术，二防乌断草杜桐，木瓜萆薢四物。

方二：湿冷久痛，牛独桂石斛，木香苓草黄酒姜，木瓜防风四物。

方一方剂组成：威灵仙 9 克，乳香 6 克，没药 6 克，牛膝 9 克，独活 9 克，茯苓 9 克，白术 10 克，防风 9 克，防己 15 克，何首乌 15 克，续断 9 克，甘草 6 克，杜仲 15 克，海风藤 15 克，木瓜 9 克，萆薢 10 克，熟地黄 10 克，川芎 10 克，芍药 10 克，当归 10 克。

功效：舒筋活血，祛风除湿，通络止痛。主治：风湿痹证，肢体关节疼痛，麻木。

方二方剂组成：川牛膝 10 克，独活 10 克，桂枝 9 克，石斛 10 克，木香 6 克，茯苓 10 克，甘草 5 克，生姜 10 克，木瓜 10 克，防风 6 克，熟地黄 10 克，芍药 6 克，当归 10 克，川芎 12 克，黄酒 30 克。

功效与主治：与方一基本相同。

## 127. 羚羊钩藤汤

凉肝息风羚羊桑，钩藤菊贝生地黄；

竹茹甘芍茯神木，头昏胀痛有奇长。

方剂组成：羚羊角 30 克锉末（山羊角代），钩藤 10 克，杭菊花 10 克，贝母 10 克，生地黄 15 克，竹茹 12 克，甘草 5 克，芍药 10 克，茯神 15 克，霜桑叶 6 克。

功效：凉肝息风，滋阴潜阳，清热解痉。主治：肝经热盛所致高热、烦躁、头晕目眩、四肢抽搐、痉挛。舌绛而干，脉弦数。

## 128. 降压清眩汤歌诀

降压清眩竹茹苓，龙牡胆草与川芎；

芩连菖蒲夏枯草，焦栀天麻桑寄生。

方剂组成：竹茹 10 克，茯苓 15 克，龙骨 15 克，牡蛎 15 克，龙胆草 6 克，川芎 6 克，天麻 10 克，黄芩 10 克，黄连 3 克，石菖蒲 10 克，焦栀子 10 克，桑寄生 15 克，夏枯草 15 克。

主治：肝阳止亢，阴虚风动，痰火上扰，头昏目眩。现代用于治疗眩晕、高血压等。

## 129. 镇肝息风汤

镇肝息风，牡牛龟赭龙，麦楝茵玄芍炒冬，早晚两次服用。

忌酒荤腥。

方剂组成：生牡蛎 15 克（捣碎），怀牛膝 24 克，生龟甲 15克，生赭石 24 克（轧细），生龙骨 15 克，生麦芽 6 克，川楝子 6克，茵陈 6 克，玄参 15 克，生芍药 10 克，甘草 5 克，天冬15 克。

功效：镇肝息风，滋阴潜阳。主治：肝肾阴亏，肝阳上亢，气血逆乱所致，头痛头晕，耳鸣目眩，肢体抽搐，舌红少苔，脉弦数等。

## 130. 土茯苓汤

土苓四两为君，银花三两为臣，辛夷川芎各五分，灯心二十整根，黑豆四十九粒，玄参只用八分，防风天麻蔓荆子，各自一钱称准，

河水各钟半，头风煎服效如神。

方剂组成：土茯苓 30 克，金银花 9 克，辛夷 6 克，川芎 6克，灯心 3 克，黑豆 9 克，玄参 6 克，防风 6 克，天麻 6 克，蔓荆子 6 克。

功效：祛风除湿，解表止痛。主治：风裹湿邪侵袭头部引起的头痛，头重如裹。

## 131. 清上蠲痛汤

清上蠲痛苍归芎，白芷羌活并防风；

黄芩独菊蔓荆子，姜辛甘草合麦冬。

方剂组成：苍术 6 克，当归 6 克，川芎 6 克，白芷 5 克，羌活 3 克，防风 3 克，黄芩 6 克，独活 6 克，菊花 9 克，蔓荆子 6克，生姜 6 克，细辛 6 克，甘草 3 克，麦冬 3 克。

功效：解肌祛风，除湿，通络止痛。主治：外感风寒湿邪，郁而化热引起的头痛、鼻塞，现代用于治疗流感、鼻炎引起的头痛、鼻塞等症状。

## 132. 柴胡加龙骨牡蛎汤

柴胡龙牡治癫痫，胸满烦惊夜难眠；

苓桂参夏姜芩枣，大黄铅丹一同煎。

方剂组成：柴胡10克，龙骨30克，牡蛎30克，茯苓12克，桂枝6克，人参10克，法半夏6克，生姜9克，黄芩12克，大黄6克，铅丹1克，大枣5枚。

功效：和解少阳，镇静安神。主治：寒热往来，胸胁苦满，烦躁，惊狂不安。现代用于治疗癫痫、神经官能症等。

## 133. 十六字令·治癫狂病歌诀

疯，木香犀角四钱攻，军四两，牛黄二分冲。

疯，朱砂遂心丹最灵，配荡痰，两路出奇兵。

疯，硝黄菖夏郁连冲，君赭石，清晨服有功。

方剂组成：木香9克，犀角15克（水牛角代，锉末），大黄12克，牛黄0.6克，朱砂3克，芒硝6克，硫黄1克，菖蒲10克，法半夏6克，郁金9克，黄连9克，赭石15克。（朱砂遂心丹，亦古方也，用猪心一枚剖开，内藏辰砂二钱，甘遂二钱，扎住，向炭炉煨枯，将甘遂朱砂研成细末。）

功效：凉血息风，平肝潜阳，清热化痰。主治：心肝火盛，热痰互结，发为癫痫、狂症。现代用于治疗癫痫、精神分裂症等。

## 134. 清神汤（治心热痰迷胞络）

痰迷胞络清神汤，枣柏炒远茯连菖；

痰壅星夏橘蒌沥，食远煎汤方为良。

方剂组成：酸枣仁9克，柏子仁9克，甘草4克，远志6克，茯神10克，黄连6克，石菖蒲9克，天南星9克，半夏9克，橘皮9克，瓜蒌10克，竹沥3匙（冲），姜汁1匙（冲）。

功效：清热存阴，益元扶虚。主治心热痰迷胞络。

## 135. 血平煎

血平煎是寻常方，钩杜膝芩实桑当；

清轻上行刘宜小，降低血压有特长。

方剂组成：钩藤10克，杜仲15克，牛膝10克，黄芩10克，桑寄生10克，枳实6克，当归6克。

功效：平肝潜阳，补益肝肾，活血降压。主治：肾阴不足，肝阳上亢，头昏目眩。耳鸣，口干苦，舌红少津，脉弦数。现代用于治疗高血压、眩晕等。

## 136. 治疗痄腮方

柴胡葛根发表证，痄腮肿痛或平形；

石膏花粉黄芩草，牛蒡连翘桔梗升。

方剂组成：柴胡6克，葛根10克，石膏15克，花粉12克，黄芩12克，牛蒡子9克，连翘15克，桔梗9克，

功效：清热解毒，辛凉透邪，消肿。主治：热毒上攻头面引起的痄腮。现代用于治疗腮腺炎、颌下腺炎、耳下腺炎等。

## 137. 治胁痛方

胁痛有奇方，全蒌一个良，少佐红花草，水酒煎服康。

呕加姜炒连，大热柴胡襄，左郁右枳壳，顽疾力可匡。

方剂组成：全瓜蒌一个，红花3克，甘草3克，水酒各半

煎服。

呕吐者加姜汁炒黄连 3 克，有热者加柴胡 12 克，左胁痛加郁金 10 克，右胁痛加枳壳 10 克。

功效：活血祛瘀，通络之痛。主治瘀血内阻、肝络失和引起的胁痛。临床多见于急慢性肝炎、急慢性胆囊炎、胆结石、胆道蛔虫、肋间神经痛等。

下篇

诊余絮语

# 自述读书之乐

余自幼喜读书，几十年来对读书的优势深有体会。我常告诉友人：读书不仅能渊博知识，而且能忘忧、息怒、容人、自乐，还能治疗自己的病症。如患高血压，经常读浪漫派、乐天派的诗歌，常可使血压稳定。读书还要做笔记，这不仅可加深记忆，而且也有乐处，阅读觉得头脑疲劳，提笔书写几页，顿时头脑清明，心旷神怡。正如明朝大学者张溥读书法"七录七焚"，功夫可谓至深至精，在不知不觉中就把自己雕琢成器了。书读千遍，其理自现。有理深义奥之作，非读百遍以上莫能理解其真谛。如读《易》无千遍不能循其沿；读医之《内经》《伤寒》亦然。不善读书者，读数遍即自诩已洞悉矣。皮毛尚未及，怎能窥其精髓哉。读书能开拓灵窍，所谓"闻一而知十""触类旁通"等，均为开拓灵窍而然。"书读得越多越蠢"是指书呆子而言。毛泽东主席就读了很多书，不然不能成为运转乾坤的伟人。无论哪一领域的伟人，必然读了本学科的大量书籍，像诗圣杜甫体会"读书破万卷，下笔如有神"。俗话说"书到用时方恨少"，学问是无止境的，只要你步步深入，向前探讨，就永远无满足之感。书比黄金、钻石更具有光泽，照亮我们前行的路。我已步入老年，但总觉得一生读的书太少，还想在人生暮年，抓住一切可以利用的时机，再多多阅读一些书目，尽量多享受读书之乐。

# 读书忌"五失"

元代人袁桷，少年时读书作文不得要领，费力不少却事倍功半，进步甚微。后来，他经过反复琢磨，才总结出自己之所以如此，全在于"余少读书有五失"，因此，他大力提倡读书切忌"五失"，并身体力行，终于成为我国有名的文学大家。他所忌的"五失"是：

其一"泛观而无择，其失博而寡要"。即读书时切忌不加选择地求广博览，不去循序渐进，择精研读，这样必然会事倍而功半，收效甚微了。

其二"好古人信行，意常退缩，不敢望，其失懦而无立"。读书若一味迷信崇拜古人，退缩不前，丝毫不敢创新、超越，那就永远难以立业成事，大有作为。

其三"纂录故实，一未终而屡更端，其失劳而无成"。虽然辛辛苦苦，手不释卷，但心猿意马，变化多端，无主攻目标，只能是行行了解个皮毛，行行皆不精通，最终也是徒劳无得。

其四"闻人之长，将疾趋之，辄出其后，其失欲速而好高"。不依据自己的情况，事事跟在人家后面，盲目地模仿别人的长处，只会与"东施效颦""邯郸学步"一样，学不到真本事，反倒连自己的东西也丢失了。

其五"喜学为文，未能蓄其本，其失不甚者也"。好高骛远，不扎扎实实地学习基本知识，打下坚实的基础，便奢想写出锦绣文章，只能是空中楼阁，失去的时间、精力就更多了。

# 关于我的病记录

大约在 20 世纪 40 年代后期，我不满 20 岁时，便患上"黑热病"，俗称"痞块"，面色发黑，脾脏肿大，恶寒发热，齿鼻衄，精神倦怠，邻里谓我必死，我亦自感难活。死于此病者近邻有二，同村有五，当时西医初兴，但医疗水平较低，然能静脉给药，传说此病用德国生产之"新斯锑波霜"有特效，然价昂贵，后有美国产者价稍廉，我注 10 次，渐愈。卖地二亩付药账，幸而未殁。

20 世纪 70 年代中期，"文化大革命"刚结束，我罹肝炎，初不介意，后渐重，出现黄疸，到徐州市传染病医院检查，谓已肝硬化，当时脾大，黄疸，肝功能异常，麝浊度及转氨酶均高，白球蛋白比值倒置，面色黧黑，自认必死，两次到徐州市传染病医院住院治疗，虽临床基本治愈，然出院后仍反复，肝功能异常。我决心自疗，服中药，日一剂，约服年余，近 500 剂，终于治愈。

1994 年 1 月底，我又患病，于 2 月 8 日因病情急重被送至徐州某医院，病情稍减，神思未定，作诗解忧，节选如下：

昨夜寒风怒吼，今朝滴水成琉。

正月十五雪照灯，吾却卧床懒动。

　　20世纪90年代初，我因偶感头晕，测血压高，即常服抗高血压西药，还发现每年有一两次眼结膜出血，大多为别人发现告知，数日血吸收即愈。还发现下肢偶出现紫瘀块，亦知是紫癜，但未介意，故未查治。2001年秋，又发现心脏早搏，心电图示：室性早搏。曾服"消心痛"等药。近年来很多熟人说我瘦了，我去量体重，确实是瘦了，过去体重约为65kg，2002年上半年为55kg，我很注意，留神观察。2002年9月因下肢紫癜频频出现，发现血小板、白细胞、红细胞均减少，于是我到徐州某医院去检查。据我考虑，由于自幼至老，罹过几次重病，身体已垮，肝、胆、脾、肺、心、脑均遭摧残，当前的全血细胞减少是过去重病后的延续，故我决定做B超查肝、胆、脾，同时查肝功能及全血细胞分类。检查结果示肝慢性损害，体积稍小，门静脉增宽为1.3cm，胆囊壁毛糙，脾内0.9cm×1.0cm血管瘤一枚。肝功能 r-GT134U/L，ALP155U/L，ALT、AST 均略稍高。血液科专家认为没有多大问题，开了些利血生等药，消化科医生认为肝胆有点慢性炎症，开了点药。我自己诊断分析：红细胞、白细胞、血小板减少，同上所述，是重病后特别是肝病后的延续，不是血液病的新发现，消瘦、身常发痒，特别是肝功能 r-GT 及 ALP 增高，这是肝胆癌变的预兆，一年内或二年内最迟三年内，我即将去矣。

　　然而，我并不悲观，我非常愉快，人总是要死的，只不过有长有短，参差不齐而已。我也不去等死，我仍然像当年罹患肝病那样，还要与病魔周旋一番，较量较量吧！

　　"宁做刀下鬼，不要囹圄尸。治病如战争，哪怕有误失。决策既已定，何必再迟疑。先置于死地，尔后求生机。"

# 凤山草堂诗抄

## 江南春

风拂拂，暖洋洋，垂钓渭水旁，耄耋谁来访？胸中甲兵隐百万，何愁西伯无姬昌。

戊寅岁正月初十日读"太公六韬"有感

凤山老人书于无为堂

## 1995 年 6 月 15 日赴北戴河参加第三届全国疑难杂症研讨会吟诗于友人

北戴河，医林聚群英。集体智慧汇巨著，救死扶伤建殊功，人间送春风。

秦皇岛，白衣交宾朋。取长补短攻疑难，结识何问西与中，齐心为振兴。

## 杂感

风云变幻看浮沉，昨日为官今日民。

试问追名逐利者，一生幸运有几人？

——余自幼喜读诗而无作诗之才，对律诗更感陌生。今因杂感有兴，顺口而吟，但不敢云诗。

丁丑巧月

## 满江红

少怀鸿鹄，惜非时狂暴肆虐。无道愚，幸免浩劫，苟全性命。二十七载虚度过，风华岁月化泡沫。追莫及失去了时光，痛悲切。

天地转，厄运却，鼓斗志，从头越。师长沙埋头祖国医学。壮志为民除厉鬼，豪情与众斩恶魔。创奇迹突破三大病，献成果。

丁丑岁隆冬癸酉日

## 水调歌头·颂皇冠鸟

赤道有俊鸟，世称鹤中王。头戴芙蓉凤冠，身着锦衣裳。雄姿娇态典雅，载歌载舞悠扬，才貌比凤凰。春秋度百岁，把握阴和阳。

结鸾俦，守忠贞，意志刚。相依为命，患难与共乐同享。犹如山盟海誓，彼此失偶不双，谁谓禽无良？伟哉皇冠鸟，实堪歌颂扬。

戊寅年清明节日

## 浣溪沙·破除迷信

神鬼从来无稽谈，风水阴阳亦荒诞，时运机遇属偶然。人生道路无平坦，吉凶祸福时变迁，相信科学勿靠天。

丁丑岁冬月作

## 谈烟酒害

烟害娇脏肺不张，酒鸩将军肝失常。
若能果断戒二毒，寿逾百岁仍健康。

——烟酒实人生大敌，奈人多忽略之，或不以为然。余大声疾呼，力以劝诫，故吟诗警之。

丁丑岁冬月作

## 十六字令·官职

官，人民儿子百姓天，秉权政，兴利除弊端；

官，襟怀坦白做贡献，拒贿赂，防腐一倡廉。

官，乐在民后忧当先，为国家，何惜将躯捐。

庚辰夏至日

## 无题（一）

争名夺利终若何，福兮祸伏似转梭。

当年石崇曾竞富，未及儿孙人颓落。

## 无题（二）

嬴政妄想万代皇，胡亥二世即灭亡。

如意算盘人人有，谁家富贵又久长。

庚辰孟冬

## 谈富贵

富贵恰似眼前云，飞来度去总无根。

帝王将相留不住，欲传后世枉费心。

庚辰仲冬

## 浮生若梦（道人生）

人生恰如一场梦，时而喜悦时而惊。

喜逢幸运得富贵，惊遭灾难受苦穷。

昨日西服革履过，今朝衣衫褴褛行。

吉凶祸福一刹那，醒来方悟是色空。

庚辰腊月中旬

## 警世

名利富贵并酒色，世人为之竞逐追。

多少英雄殂于此，未央宫里韩侯悲。

辛巳岁夏至前一日

## 望子成龙梦

世人皆望子成龙，能否成龙自修行。

刘禅孟昶皆龙种，丢失江山辱祖宗。

——望子成龙，望女成凤，是当今社会为父母者普遍的一种奢望。然儿女能否成龙成凤全凭个人努力修行，绝非为父母者所望能及之。

辛巳夏时值诸学子考期

## 谈远名利

范蠡灭吴藏商贾，张良兴汉隐僻谷。

为官若能知进退，庆功楼里无人哭。

——古往今来，智者功成身退，名誉千古。若贪图功名利禄，如越之文种，汉之韩信，终未免杀头之祸。为官者何不鉴察。

辛巳岁立秋又二日

## 言志

一生尽管很短暂，艰苦奋斗勇往前。

189

利国利民利天下，不求留名在人间。

壬午桃月

## 自愧

一生平庸太寻常，少小梦幻飘渺茫。

天地造化空降我，父母够劳徒悲伤。

生不我时隐杏林，只求为民献力量。

学术领域乏建树，愧吾虚度金时光。

壬午岁谷雨日

## 运交华盖

从来祸患不单行，人财两空家道倾。

晴空霹雳飞皇冠，阴霾狂飙摧苍松。

太公也曾遭厄运，子澹迭次罹逆境。

任凭天翻与地覆，从容不迫斗灾星。

辛巳岁末

## 浣溪沙·赠陈忠敏兄

古之太公八旬，辅佐文武灭纣殷，封齐千里荫子孙。

吾友陈君八旬，德高业精誉医林，全心全意为人民。

丁丑隆冬

## 勿妄想

人老岂能返童颜，破镜难得再重圆。

死后灵魂何处有？只信阳世无阴间。

甲申夏日

## 勿自负

赵括自负亡军中，马谡高傲失街亭，

古今多少败北者，皆因没有自知明。

甲申仲夏

## 遣悲怀（一）

生死难忘六十春，富贵贫贱未离群。

三载饥荒频临危，十年离散几断魂。

厄去安来时未久，人老心衰病缠身。

尔今辞家天国去，我与儿女泪满襟。

甲申甲戌辛巳

## 遣悲怀（二）

去年此时家尚圆，而今少了半个天。

室内不闻呼唤声，户外空听鸟语言。

儿女何处拜亲娘，孙辈哪里跪奶奶。

吾心悲痛难自抑，热泪透洒到九泉。

乙酉立春日

## 萧县民办中医学校（陶楼卫校）40 周年校庆

### 庆贺（一）

六二国困民亦穷，萧县中医校诞生。

自发兴学史空前，师生振奋迎逆境。

大批学子成大器，卫生阵线骨干充。

四十年来传佳话，今日欢庆聚龙城。

## 庆贺（二）

祖国医学苦乏人，独辟蹊径树杏林。

鹤鸣九皋声闻天，百年大计喜逢春。

学子成才肩重任，出类拔萃从政军。

谁谓野苑无硕果，继承接力已见真。

壬辰岁槐月

## 别亲情

死不足畏，别亲情，内心馁，禁不住洒一阵热泪，阴阳相隔。

死不足畏，不了缘，难以兑，空怀着无限的遗恨，魂断魄碎。

2005 年 3 月 21 日

## 死神

宁做刀下鬼，不要囫囵尸。治病如战争，哪怕有误失。

决策既已定，何必再迟疑。先置于死地，而后求生机。

五内俱衰竭，不堪剖腹刀。教授已束手，专家亦无聊。

万念皆熄灭，自顾赴尔曹。儿女一阵哭，我生随烟消。

2005 年 4 月 15 日

自愧

常茫我傷林量树光，
寻渺飘降悲杏力建时，
太幻空造徒隐献乏金，
庸梦化劳时为域度虚，
平小地母逢求领术吾，
生少天父生祇学愧，
一，，，，，，，

凤山老人　壬午岁谷雨

宝受心之乐，误当，蕩滌吟笑上之坦自後事，数兮然。砠往之荁悔依之毎騙不，呵之

五柳先生谓："如今是而昨非"其实事非过去，焉知其地，诸葛亮失街亭设方知用模之误，毛泽东立林彪救国外逃方知拟定接班人之失误。人立社会之间，其论识人反辨事物之中难免失误及受騙，然秘自悟，仍当心理平衡，恬然自乐云。

凤山老人 壬午深秋卧病中

不兩晴冠攉也子境与不
运患财。皇飚公，逆翻容。
盖祸人倾飞狂太运罹天徙星
草来，道雾霾。厄次凶，灾
交徙行家霹阴松遭选任复斗
单空空，苍曾瞻。地迫

凤山老人　乙戌末

195

少夺纵下化旅名？天胎之争谁甲凡生·为贵免。人百又富难灰满利然，骨

凤山老人 甲申孟秋

眼渡帝住枉
似来，不世
贵恰飞根留后
富贵，无相传。
读富云总将欲心
前去王，贵

凤山老人庚辰岁
仲冬作

高山流水訂知音如漆投
膠结契深直谅多闻為
益友松色醉完主書琴
家愛海家有菊崇平
坐稿墨久闻香良朋
藉墨揮毫就劉海
受深永遠揚

壬午九秋海崇熙書

畚吉金兰记

海玉簫字綝山又字鍾璞本年
七十一歲為前清之增生
劉長吉字瑞貞又字善祥本
年五十六歲為民國之醫生
此二人交同管鮑契活陳雷
切磋琢磨忠告善導因成
七絶二首請 海先生蘭簑書
之以誌不朽云

亲洒隔了元
别住相不着碎
情畏不阳畏怀魂
亲足禁险足空断
不馁泪不觉魂
别死心热死以恨
内陈难遗
情一 缘限

作词 亮写于二
爸、
云、○○五年五月八日

歌温阳气雪如偶中灰

化送艳凉冰皆非个尽

变風日瑟坼事复得脑

季春夏秋冬万往明烦

四，，，。

暖天至寒此然旨烟

凤山老人于零二年春

很奋利下走天名。奋利下走天名。

惦管苦，尽艰前利当

感生，往民求。

一暂勇利不间，短斗国，人

人生如白驹过隙，瞬息即逝。然
走艰苦勤劳，奋发向上，各尽所能，为国
为民做些有益的事足矣。以忌贪名求
利，盖无损人，若富贵如烟死黄横，亦无
意义矣。

凤山愚人 壬午立秋月

五老有皇
盼病家毛腮
悟皆晓家经满
醒生谁灾唸泪
人来死难曾
福苦本也

人生在世坎坷百端无论富
贵贫贱皆有难言之隐社会与家庭
却造成苦脑忧虑之根道与佛主张
"超度"以祛徐烦脑之根

凤山老人 壬午初夏

春暖渭滨谁甲昌，钓臺中何姬。

南沸垂毫胸万无，

江沸，？百伯西。

风洋旁访隐，

洋水来访兵愁。

戊寅岁正月初十日
读《太公六韬》有感
凤山老人 书于 无为堂

附 篇

# 亲人朋友追忆
# 海崇熙先生

# 我的父亲

## 一、父亲的身世

父亲名海崇熙，父亲年少时由于崇尚康熙，故为自己取名为崇熙。我的曾祖父是一名秀才，文医兼备，既教书育人，又行医为人治病，在当地有相当的名气，数省都有他的学生。我祖父幼年习文、习医，也习武，武功非常了得，拳术棍棒，刀枪剑戟，擒拿格斗，射击马术，无不精通。祖父 26 岁那年，正在老家行医，冯玉祥将军闻知其名，派人征召。我的祖父怀着精忠报国的信念，弃医从戎，应召入伍。入伍后，被冯玉祥将军任命为教练团团长之职。祖父去服兵役，我父亲的教养责任就落到了我祖母身上，我祖母家也是书香门第，祖母也是识文达礼之人，对我父亲的学习成长可谓呕心沥血。

我祖父 30 多岁时，在一次与日作战中，不顾个人安危，奋不顾身，亲临前线指挥，与敌激烈战斗，不幸中弹牺牲。我祖母闻知噩耗，悲痛欲绝，由于悲伤过度，没过年余，便身染沉疴，离开了人世。于是，父亲幼时便失去了父母。

此后，父亲便跟着我的曾祖父习文，习医。父亲十分聪颖，学习勤奋刻苦，一边学习，一边帮助我的曾祖父给病人取药。曾祖父在给患者诊治过程中，我父亲总是聚精会神地聆听，仔细察看，用心揣摩。由于父亲博学强记，举一反三，闻一知十。又加上父亲有仁爱之心，在年仅十六七岁时就能单独行医，为人治病。行医三年，医术就闻名遐迩。许多人慕名而来，有的人来看病，有的人来和我父亲交朋友。父亲从不交酒肉朋友，更不会和人品不好的人交朋友。父亲交的朋友必须是为人正派，行侠仗义，有一技之长之士。

中华人民共和国成立之后，国家急需人才，父亲是位立志报效国家的热血青年，于是积极响应国家招干号召，踊跃报名参加考试，并以优异成绩被录取。父亲参加工作之后，认认真真，勤勤恳恳，在每次评比中都被评选为优秀。由于父亲工作出色，成绩显著，被上级选拔为乡长。

## 二、在乡工作轶事

父亲任乡长期间（中华人民共和国成立初期，乡长负责制，不设书记）常常到乡村了解民情，想民众之所想，急民众之所急。不仅搞好民众的收种工作，还鼓励乡民大力养殖，亲自带农科院和有养殖经验的人员到各村传授科学种田、养殖知识和经验，还带领乡民搞好副业，让农民富起来。父亲有时还不辞劳苦地到外省、外县的先进乡镇参观学习先进经验，回来后结合本乡的实际情况，制定行之有效的管理办法。

父亲虽然是乡干部了，但仍然不忘钻研医学书籍。乡民中有疑难病症患者，只要找我父亲看病的，有求必应。父亲常在百忙之中，利用自己的休息时间帮患者诊治，不收任何费用，对生活困难的患者，还予以资助，所以乡民们对我的父亲无不称赞，就连相邻乡镇的乡民都说："你们乡有个好乡长，是你们农民的福气啊！"

## 三、乡村会议

某天，父亲到某村召集村民开会，正在村民听得津津有味的时候，天突然下起了小雨，父亲怕村民淋雨，于是宣布休会！这时村民齐呼："我们要继续听你讲话，这点小雨又算什么！"村民坚持不走，父亲也不愿扫村民的兴，于是父亲就继续讲下去，有个村干部拿把雨伞给我父亲遮雨，父亲让他把雨伞拿走，和村民们共同冒着雨，直到会议圆满结束，宣布散会时，会场响起了热烈的掌声。后来有些村民说："海乡长讲话，抑扬顿挫，铿锵有力，字字句句都送到我们耳朵里，讲得有声有色，娓娓动听。海乡长的讲话是我们老百姓爱听的，讲的都是有关我们百姓的生活，让我们对过上幸福生活充满了希望，有了美好的憧憬，让我们听得热血沸腾。"

父亲的讲话有感染力，有超前意识。在那个年代，父亲开会时经常讲："咱们老百姓的生活，以后都能过上：楼上楼下，电灯电话，一日三餐白面馒头大米饭，顿顿都有鸡鱼肉蛋。吃得饱，穿得暖，每周都有休息天，出门坐汽车，晚上住宾馆。"在现代人看来，这些都不算事，要知道那是中华人民共和国成立初期，战乱刚刚结束，人民曾饱受日本侵略者铁蹄的践踏和掠夺，以及国民党的搜刮摧残，国家正处在百废待兴的时期。

后来，邻乡的乡干部也听说村民们愿意冒雨听我父亲讲话，他们好奇地问我父亲，父亲说："会前我是经过调研的，讲话主题要紧切改善民生。我知道他们在想什么，存在哪些急需解决的问题，下一步如何落实好解决的办法，让百姓感到能过上好生活的前景不远了。"

## 四、廉洁奉公，不谋私利

父亲虽然职务不高，但作为一乡之长，手里还是握着一定的权力，但父亲从不以权谋私，也不任人唯亲。父亲的朋友、亲戚中有想出来工作的，如若不能胜任其工作，决不任用。父亲有时忙于工作，顾不上家里，父亲的朋友接济一些钱粮，等父亲回来后，定要如数归还人家。

某天，家里来了个亲戚，他想让我父亲给他写一张济贫介绍信，领些钱粮，他认为近水楼台先得月，只不过是我父亲的举手之劳，这么近的亲戚，父亲不会拒绝他的面子。谁知道我父亲回来后，拒绝了他的请求，因为根据济贫文件精神，他家不属于济贫对象。我父亲批评了他，告诫他不要投机取巧。那位亲戚后来在我母亲面前报怨我父亲，不讲亲戚情面。我母亲回答说："就连我们家也不曾占过公家一分钱的便宜，公家的一根柴火棒也没往家里拿过。他就是那样的实诚人。"

还有些反动分子，恶霸地主，曾经仗势欺人，残害百姓。父亲对这号人绝不手软，严加惩治。这些人为了躲避惩治，就托我父亲的朋友或亲戚送礼，讲情，父亲义正词严地予以拒绝。

## 五、重返卫生事业岗位

某年，霍乱大流行，蔓延迅速，感染疫情的患者中，其死亡者十之六七，民众十分恐惧。疫情传播非常剧烈，父亲看在眼里，急在心里，当即向上级写了辞呈，辞去了乡长职务，力求回到卫生事业岗位上来。由于父亲在乡政府工作搞得好，成绩显著，上级挽留其原职，在父亲的再三恳求下，这才得到上级的批准，重返医院。父亲的许多朋友、亲戚听说后过来劝阻，他们说："你冒这么大的风险不值得，有人躲避还来不及呢，好好的乡长不当，偏要向火坑里跳！"父亲不听劝阻，却说："人固有一死，死得其所，有何遗憾；我学医的宗旨，就是救死扶伤，拯黎元于疾苦，若能用我之生命换取许许多多人的生命也值得，我宁当良医，不做良相。"

起初有些医生对疫情有所顾虑，畏缩。他们在我父亲的鼓舞下，也欣然跟随我父亲投入到疫区战场。父亲亲自为感疫者诊治，中西药并用，配合针灸、外敷等多元方法治疗。两个多月，父亲顾不得回家，就这样不分昼夜、不辞劳苦，以忘我的精神给感疫患者治病，治愈了无数患者。许多人一提到我父亲的名字，无不肃然起敬，竖起拇指称赞，称赞父亲医术高明，人品好。赠给父亲的匾额上写着"医如扁鹊，德布四海"。

疫情控制后，父亲得到了萧县县政府的高度赞扬和表彰！

## 六、父亲的为人处世

父亲一生，从不嬉笑，喜怒不形于色，不以物喜不以己悲，淡泊名利。干工作，治病救人，人际交往，从不讲究个人得失。不巴结权贵，更不会看不起平民百姓。对于老实、能力小、家贫的人反而关照的多一些。父亲曾将自己经群众投票所得的调资名额让给了一个家境相当困难的人（那个人上有丧失劳动能力的老父老母，下有数个未成年的孩子，妻子有些残疾），起初大家不同意，但我父亲把那个职工的家庭情况介绍给大家听，在父亲的劝说下，大家这才勉强同意把调资名额让给那个家境困难的职工。

十多年后，那个被帮助的职工，打听到我父亲的住处，专程来看我的父亲，那人见到我父亲后，紧紧握着我父亲的手，就像见到了最亲的人一样，热泪盈眶，百感交集。

## 七、答谢者

某天，有位年轻的男子，带着礼物来到我家里，他把礼物放到桌子上，自我介绍："我叫刘兴业，咱们是同村人，在我考上大学那年，家境不好，经济困难，实在拿不出钱来去外地上学，是你父亲慷慨解囊，资助我完成了学业。没有你父亲就没有我的今天。现在我已经大学毕业，被分配到城里工作了。今天特意来看看你的父亲，非常感谢他老人家！"

我家经常有来答谢父亲的人。有的是父亲的朋友、同事，曾受到我父亲的关照、教诲和提携，有的是被资助完成学业的人，有的是被帮助渡过难关的人，有的是跟父亲学医的人，有的是疾病缠身数年被父亲治愈的人。

父亲在家时，常告诉答谢者：你们来看我，我很高兴，但不要带礼品来。父亲也告诉我们，不要收人家的礼品。父亲常说："一个人做好事、善事，帮助人，这是做人的原则，不要指望人家报恩于你，如果你助人，有想让人家将来报恩于你的想法，都是可耻的、不可取的！"

## 八、一封感谢信

20 世纪 90 年代的某天，有一位在萧县县政府工作的人员找我看病，他说起有一位来自山西太原的男子送来一封感谢信。信的内容大概是：他患有十余年难愈的顽疾，被我父亲治愈了，这次专程来答谢父亲。他带了山西特产及两千元钱，但被父亲婉言谢绝了。所以那个答谢者写了一封感谢信送到了县政府办公室。有些领导看了信说："这位医生，医术高明，医德高尚，值得表彰！"我见到父亲，说起感谢信的事，父亲却说："这有什么值得感谢的呢？也不值得表彰！作为医生，治病救人，解除病人疾苦，是职责所在。他患有这么多年的病，到处寻医问药，花了那么多钱，经济上已经不富足了，我怎么忍心收他的答谢礼呢！"去答谢的那天中午，我父亲让他在我家吃了午饭，饭后那人说要回太原了，父亲还拿了些水果给他在途中吃。

## 九、父亲一生勤俭朴素

父亲一生勤于学习，勤于工作，勤于家务。吃穿节俭，从不奢侈，从不浪费。从我记事时起，父亲就没有穿过高档华丽的衣服，虽然他的服装不名贵，不时尚，但总是干干净净，整整齐齐。他那严肃而又正气凛然的神态，看上去每每令人肃然起敬。20世纪70~80年代，大多工作人员戴手表，西装革履，穿皮鞋，打领带，唯独我父亲穿着已经褪色的中山装，一双布鞋，没戴手表，桌子上只是放着一个多年前买的，用手上劲的小闹钟。父亲吃过的饭碗不见一粒米粘在碗里，粗茶淡饭，少荤多素，每顿饭只吃七成饱。一年四季，无论是炎热酷暑，还是凛冽寒冬，父亲必定黎明即起，洒扫庭除。

## 十、治学精神

父亲博览群书，对各种医学经典著作，无不阅览。父亲曾说："读书要分等级，有的书只能泛读，有的书要用心读，有的书要精读，有的书至少读三遍，有的书要熟读，有些经典著作要会背诵。有些有价值的书，不能看过就束之高阁，还要学而时习之，温故而知新。对经典书籍不单要会背诵，还要吃透精神，汲取其精髓。学习知识并不是一门心思地整天只知道读书，还要抽一定的时间回顾，揣摩，体会。对于需要熟记、背诵的知识，要自我测试，看看都记住没有，如果没记住，再翻阅该书，用心记住。学了后边的，不能忘了前边的，要定期回顾以前所学的知识。"

父亲对于各类医学经典原文、名医著作的著名篇章，张口就来，不假思索。父亲手不释卷，从不满足于现有知识，就是到了晚年，仍然如饥似渴地读书、学习，真可谓"活到老，学到老"。

父亲的笔名，曾用过"一滴水"，父亲认为，浩瀚的书籍知识就像汪洋大海，而自己所学的知识、所读的书，就像大海中的一滴水，于是用"一滴水"作为笔名，以此来勉励自己，学无止境，也是虚心自谦、不骄傲的表现。父亲曾写过一副对联"书山有路勤为径，学海无涯苦作舟"来自勉。

父亲不单会背诵各类医学名著，就连四书五经、诸子百家、唐诗三百首、宋词选、千家诗等都能背诵。对于古典文学名著中好的文章也能背诵。

有一天，父亲的朋友来我家，谈起三国故事，说起诸葛亮气死曹真，骂死王朗，父亲张口就背诵了诸葛亮写给曹真的信：

"窃谓夫为将者，能去能就，能柔能刚，能进能退，能弱能强；不动如山岳，难测如阴阳，无穷如天地，充实如太仓；浩渺如四海，眩曜如三光……"父亲的朋友和我以及在场的人都很赞叹，也感到惊讶！

父亲在读书的过程中，会在重点语句下用红笔画上波浪线，加上批语。在读完该书后，在最后页面的空白处，写上自己的心得、见解，作为总结。我曾看过父亲读过的书中的批语和总结，批语准确、恰当，总结条理清晰，全面系统，有独特的见解。

父亲总是手不释卷，笔耕不辍。写文章常常是一挥而就，文不加点。向报社投稿，每投必中，编辑不曾改动一字；发表文章从不虚构，不夸大其词，以求实精神将最确切的资料展现给读者。

## 十一、父亲对我的关怀，呵护和教诲

在我学龄前期，父亲有时把我带在身边。父亲的工作单位离我家七八公里，那个年代父亲不舍得买辆自行车，我就随父亲徒步行走，我走不了多远就累了，父亲就背着我去上班。有时候在路上，刮起了风，或下起了雨，父亲就把自己的外套脱下，披在我身上，抱着我行走。

那个年代，工作人员的粮油是计划供应，父亲每月的供应粮只有14公斤。父亲和我在一起时，总是将食堂打来的饭菜省给我吃，父亲有时喝点粥，吃点从家里带来的红薯干、咸菜、辣椒酱。在父亲闲暇时，有时抱着我，有时把我放在他的腿上，一手揽着我的腰背，一手拿着书本，读书给我听，有时讲古今中外名人的故事。在我入睡时，父亲用手轻轻拍着我，抚摸着我（写到此处，我的泪水夺眶而出，无法控制）。待我稍大些，父亲经常给我讲一些忠孝、励志的故事，还告诫我"莫以善小而不为，莫以恶小而为之"。

我参加工作后，父亲仍然对我有所教诲，父亲曾对我说："做人不要贪图名利，富贵，不要争强好胜，对上不要逢迎，对下不能欺侮，盛气凌人是做人之大忌。对于能力小、文化低、家贫者，要多加关照，要雪中送炭，不要锦上添花。"父亲常用圣人的话教诲我："三人行，必有我师焉。""人不敬我，是我无才，我不敬人，是我无德；人不容我，是我无能，我不容人，是我无量；人不助我，是我无为，我不助人，是我无善！"

父亲还教导我，凡事要做好自我，不要挑剔别人。不要抬高自己，贬低别人；对不懂的事不要装懂，知之为知之，不知为不知，是知也。作为医生，人命大于天，诊治病人，选方用药，要仔细认真，用心斟酌，力求准确无误。

父亲对我的学习也是严格要求的，让我读医学经典，医学名著，要求我会背诵，限定日期，如果到了期限，还不会背诵，是定要挨巴掌的，所以我不敢偷懒，早起晚睡，用心读，用心记。如期完成父亲交给我的学习任务。

## 十二、医患关系

父亲对待病人，不分贫贱富贵，老幼妍媸，一视同仁。对待病人热情，服务周到，体贴入微，认真负责。我曾在父亲工作的医院里看到一位年龄三四十岁，骨瘦如柴，呼吸喘促，上气不接下气，说话少气无力的男病人。他患哮喘已数年之久，慕我父亲医名而来，要求住院治疗。患者的妻子送他住院后就回家了，因为他家里还有几个孩子需要照料。患者行动不便，我的父亲就帮他取药、煎药，还去食堂给患者打饭、打开水，一天数次去病房看他。过些日子，患者病情好转了，他有时也去我父亲办公室说些感谢的话。他见到我时，会给我拿糖吃，对我也很亲切，待他病情大有好转时，他让我父亲开些中药，出院带回家吃。一年后，我又在父亲工作的医院里见到了那个患者。这次见到他，与去年大相径庭，他像变了一个人似的，胖了些，面色红润了，没有了喘促，声音也洪亮了，精神多了。他见到我笑着说："我这次是专程来看你父亲的，若不是你父亲救了我，我恐怕早就命入黄泉了，我这一辈子都忘不了你父亲的救命之恩！"

父亲治愈的患者无数。本来是医患关系，后来许多都成了我父亲的好朋友，这样的例子，不胜枚举。

## 十三、艺高人胆大

20 世纪 90 年代，某天，父亲工作地某位老局长的母亲患病，八十多岁的人了，数天不解大便、不进食了，老人家感到腹胀痛，口渴，心烦闷，时有谵语。大多医生认为是"肠梗阻"，但患者这么大年龄了，经不起手术，医生也不敢导泻。老局长让医生们拿出治疗方案，医生们摇摇头，面面相觑，没人敢拿出治疗方案。老局长又把目光投向我父亲说："老专家，你德高望重，又是咱们中医界的权威，你可否拿出个治疗的办法。"父亲胸有成竹地说："该用黄龙汤（该方是由泻下峻猛的大承气汤加人参、当归、甘草组成，学过中医的人都知道，大承气汤的功效是峻下热结，用于阳明腑实证，药性峻猛，被称为"虎狼之药"，人参大补元气，当归补血活血、润肠通便，甘草甘缓、调和诸药）。"语惊四座。老局长也是中医学徒出身，听后也感到愕然，转念一想，他知道我父亲一向沉稳，谨慎，胆大心细，医术高明，经验丰富，绝不会轻易冒险。最后决意让我父亲开了处方。

患者服了三剂药之后，大便已通，腹不胀痛，口不渴，烦闷已除，已能进食。父亲又给患者调换了方药，又服五剂，病症全除。老局长竖起拇指对我父亲说："艺高人胆大，这话千真万确！"

## 十四、父亲与母亲的互敬互爱

父亲在外地工作十多年，体谅我母亲独自带着数个孩子的艰辛，父亲只要回到家，就抢着干家务，洗衣服，做饭，打扫卫生。母亲有时下面条，打两个鸡蛋在里面，把两个鸡蛋盛在我父亲碗里，父亲又把其中的一个鸡蛋放在我母亲碗里，另一个放在我的碗里，自己不舍得吃。父亲从不会因为我母亲不识字而嫌弃她。每当母亲生病，我父亲就要从十几里外徒步赶回家。帮我母亲取药，煎药，把药煎好后，倒进碗里，等到不热不凉时，递到母亲手里，看着母亲喝下去，还时不时问我母亲好些没有。

后来，父亲看母亲一个人在家，操持家务，还要干农活，便向上级申请，调回老家医院。这样父亲下班后就可以做家务了，母亲也轻松多了。父亲有病时，母亲跑前跑后，问寒问暖，还炖鸡汤给父亲补身体。

从我记事起，就没见过父母吵过架，红过脸，生过气，更不用说打架了。哪怕他们一方有时做事有不妥之处，对方也是心平气和地讲，哪件事做得不妥当。另一方听后，点点头，微笑着说：知道了。

父亲和母亲在一起生活了一辈子，没有发生过争执，没有拌过嘴，没有相互埋怨，总是相互体贴，相互包容，相互理解，相濡以沫，和谐、互敬互爱地共度一生。许多人都羡慕我父母融洽的夫妻关系，称他们二老为夫妻之楷模！

## 十五、对我父亲一生的感悟

父亲庄重俨然，宽厚待人，有大医之风，儒医风范。一生以中庸之道作为立身之本，处世为人力求做到"仁，义，礼，智，信"。

父亲一生勤俭朴素，奉公守法，精勤不倦，博极医源，对医术精益求精，对医理探赜索隐，钩深致远。严于律己，不卑不亢，不贪名利，不图富贵，以解除病人疾苦为己任。父亲做人做事，先人后己，省病诊疾，详查形候，纤毫勿失，处判针药，审谛覃思，无得参差。舍身忘己，无私奉献。我自幼耳濡目染，铭心镂骨，难以忘怀。

父亲一生写过很多名人名句，以铭心志，如"丹青不知老将至，富贵于我如浮云""先天下之忧而忧，后天下之乐而乐"……

父亲一生对周恩来总理很崇拜，称他为"千古一相"，把他作为自己的人生楷模。

父亲的一生值得我们去学习，去发扬光大，父亲的言行给我们做出了表率，激励着我们奋发进取，我深深怀念我的父亲！父亲把自己的一生无私地奉献给了卫生健康事业！

> 刻研岐黄六十年，恻隐之心天性然。
>
> 拯救黎元于仁寿，济抚赢劣以获安。
>
> 学富五车才八斗，宁做良医不做官。
>
> 杏林春暖施仁术，成蹊不闻桃李言。

海 辉

# 真心为百姓治病的医生　才堪称苍生大医

1960 年，我从师于东镇公社医院中医郑忠鼎先生。1970 年，我被"下放"到杨坡卫生室任赤脚医生，1979 年，我参加了当地选拔中医药人才的考试，名落孙山。痛定后，我认识到自己知识的匮乏，便四处寻访高人，意冀提高医术。

我认识海崇熙老师是在 1983 年前后，在中医业余培训班上。老师讲授《伤寒杂病论》。在一节课上，是自由提问，有一学生提某方，要求讲解，老师略加思索，即在黑板上写出原方，剂量也一毫不差！讲解通透明白，结合临床案例，既生动又实用；我非常震撼：老师的知识水平竟如此扎实！

在海老师的指导下，我在学术上秉着"既立而衷，终生求索，学无常师，择善而事"的思想。由此，精读了方药中的《辨证论治》，焦树德的《用药心得十讲》，秦伯未的《中医临证备要》，陈宝田的《经方的临床应用》等许多著作。每次中医学会举办的学术讲座，我也从不缺席，认真听各位老师的授课，并做好课堂笔记，如陈亦庆老师讲的"痰湿证治"，李大宽老师讲的"中风证治"，孙德华老师讲的"子病治母法的临床应用"。在临证上，精四诊辨证论治，读三坟妙识玄通。研究理论与临床的关系，如慢性乙肝病机为湿热余毒残未尽，邪郁肝胆气血虚，以此而制定相应的治法及方药。

海老师精于养生，曾作诗云：

烟熏肺相腑，酒鸩肝将军；

世人若悟此，遍地寿星群。

同时，老师也非常尊崇龚廷贤的养生之道，有诗为证：

惜气存精更养神，少思寡欲勿劳心。

食惟半饱无兼味，酒至三分莫过频。

每把戏言多取笑，常含乐意莫生嗔。

炎凉变诈都休问，任我逍遥过百春。

直到现在我八十一岁了，仍谨遵此教导，让我受益终生。

自1983年那次课程以后，每逢授课我都住在海老师家，午夜前总是师生授受知识的时间。互访三年后，我征得郑先生同意，于1985年某天，我向海老师行了三鞠躬拜师礼，这在当时，是需要保密的。

在和海老师交往的年月里，除了中医教学外，最难忘的是老师"惜苦怜贫"四字操守。我介绍给海老师的病人看诊回来都说："海医师人善，技术好，又省钱又能治好病，还问有没有车票钱。"

恩师已作古，但他淡泊明志、宽厚待人、仁慈济世的情怀及他的音容笑貌从未在我的脑海里模糊过。德艺双馨，不只为病人落泪，更能为病人治好病，才堪称"苍生大医"。

"苍生大医"，恩师当之无愧。

退岗乡村医生

陈华宝

海氏门下弟子

2020年10月22日

# 读《海崇熙医案医文选》有感

万章幼时随父习医，未涉杏林，即嘱予诵读《汤头》《药性》。辨识方药，次及针灸，稍长，渐次随父临证。父诊时，乃立侍左右，援疑质理，俯身恭耳以请。又栖学浙中医，跻身徐州三清观大道医，参与义诊义治凡三年之久，熏陶浸淫，已近十载矣，每投针石汤药，有起沉疴，间或不效，遂广读岐黄《内》《难》，名家医案，以补陋见。每临证常虑其兴败，怜其寿夭，抑或按图索骥，冀其速效。至于是也！

暑期遵父命编次龙城医派崇熙海老先生遗著，如入琳琅之室，光华炫目，又如临海听涛，心自旷然！书中不乏至真之理，意韵悠长，醉得其中，夙夜玩味琢磨。每一观之，亦能受益良多。先生之遗方，其理清，其性明，其力专！诊治之法，通达条陈。如桂枝之法，通其玄妙，本为辛甘之品，而用其制木之性。条达气机，效如桴鼓。近诊一患，不惑之年，忧愤不已，遂情志郁结，太息不止，而致阳痿，候其脉弦而细。细询之，云家有悍妻，事事叨扰，每逢房事，勃而不坚。经云"弦，肝之脉也"，肝喜条达，今气机郁滞而至怫郁，盖木不曲直，失其疏泄，故升降失司。遂取桂甘龙牡，取桂枝辛甘制木，枢纽气机之性，接引上下，七剂效，继服已。精神矍铄。遂思先生之医理，震古烁今。感佩先生之德，无论华夷愚智，长幼贫富，普同一等。以济乡利民为己任。确有药王孙公之风貌，实为我辈楷模。拜读之际，叹先生学术渊博，若非熟读儒经，广涉名家，难有此等之见解。其消河饼，虽为市井轻贱之品，却可为治疸之良方。内服外治之法，涤荡水道，通利三焦，直溃其症。若非心思缜密，难能一矢中的。

每读一案，皆令叹服，唏嘘之间，尝用先生之法，以济苍生。著中各篇，属实论也！轻剂治肝症，量轻味简，却可奏疏养之妙。方中夏枯草其性辛寒，凋于夏之半。故可养阴和阳。余用其性，深感其妙。入夏即诊一患，经后夜不能寐，辗转反侧。心中烦满，入夜尤甚。候其脉，左右沉而数，盖以厥阴血脉不养，气滞而化热。遂取柴胡剂加夏枯草，半夏与枯草，燮理阴阳。三剂而寐，七剂已。凡用先生之法，不乏囊中珍枕中秘。今公之天下，方简而效宏，实乃众生之福矣！思及古人所论"明心见性""大道至简，直指人心"之语，若能精读该书，定能有补于岐黄之道，而致斯民皆登寿域！善莫大焉！时维庚子立秋，萧邑后学尤万章沐手拜撰。

尤万章

2020 年 8 月 11 日于徐州三清观

# 著名老中医海崇熙先生的诗文书法情结

在萧县医疗卫生界，知道海崇熙先生为著名老中医的人多，因为他是家传老中医，名闻县内外；他还创办过中医学会、中医学校。由于他在医疗界的名望较大，被推举为县政协委员。但是，知道他诗词书法功底了得的人就很少了，此所谓"医名掩文名"者也。

自古以来，有成就的中医先生皆兼具医理医道和医术，即既有中医理论知识，又有医疗实践能力。中医理论的涵养则必须以相当的国学底蕴为基础，而国学底蕴中最基础最必须具备的则是古文辞知识，否则看不懂《黄帝内经》等古代医学经典及历代医学著作。历代名医一般都在承袭前辈医学成就又不断总结自己丰富的医疗实践基础上上升到理论的思辨乃至撰写出医疗著作，传于后世。同时，历来中医先生开药方都是毛笔书写，没有一定的书法功底当然也是不行的。这些功底都要在启蒙阶段如私塾、家学时期奠定基础。海先生虽然幼年丧父，然而在其家传几代的老中医又有着与众不同的增广生员（县学秀才的优秀者）身份的祖父精心呵护教养下，较早奠定了他的国学、中医中药学的丰厚基础。先生曾经熟读业内外经典百余种，是"熟读"而非泛泛浏览。先生在谈"读书之乐"的文章中深有所感地说："有理深意奥之作，非读百遍以上莫能理解其真谛。如读《易》无千遍不能循其沿；读医之《内经》《伤寒》亦然。"他同时强调还要"善读书""喜读书""多读书"。越到老年他越感到"读的书太少，还想在这未死之前，抓住一切可以利用的时机，再多多阅读一些生书目，尽量多享受读书之乐"。正是这种锲而不舍、乐在其中的学习精神，才成就了先生高尚的人品修为和高明的医道医术！

海先生高明的医术是闻名遐迩的。高明的医术来源于高深的医道医理和丰富的医疗实践，长期的较多的临床经验。救死扶伤，解人病苦，送人康健，先生一生中的奉献难以计数！而且他不只个人奉献，还办学培养社会中医人才，撰写论文、方剂歌诀，助力同行，传播全社会以至后世。这后者的隐性和显性功德显然更是无法计量的！这一功德除了靠其大医精诚的人格和品德之外，就是其为文吟咏的文墨功夫了。孔子云"言而无文，行之不远"。而医之不文，亦益之不远。

文而行远，首先必须有文。从海先生文选中可以看出，先生从 20 世纪 80 年代初就在各类权威医学刊物上发表论文了。先生一生在省级和国家级刊物上发表论文数十篇，每篇所据自己的医案病例少则几例，多则十几、几十乃至几百例。有些论文单从题目上即可看出医案病例数。如《通里攻下治疗妊娠合并急性黄疸型肝炎 13 例》《甘凉渗透法治疗小儿急性病毒性肝炎 286 例》《甘缓挽急法治疗儿童乙型急性肝炎 366 例》等。笔者不懂医学，但从这些论文中可以看出先生认真缜密、笃实负责的医疗态度和科学精致、细心持恒的为医为文风范。

先生为文如为医，据实而求是，体现的是一种典型的大医精诚品质。而从其方剂歌诀特别是诗词上来看，还给人一种文化上的典雅和浪漫的精神享受。先生"方剂歌诀集锦"收集了144个歌诀，其中除了补编中医大师干祖望的4支验方歌诀外，其余全部是他自己编创的歌诀。

中医界熟知的《汤头歌诀》（清康熙年间名医汪昂著）流传较广，300多个汤剂用七言诗体写成，并附有注释，简明扼要，音韵工整，便于习诵。熟读经典的海先生不仅曾经习诵、运用，而且根据自己的实践，在古人的肩膀上"再上层楼"——进行自己的创新。先生的"汤头歌诀"虽在数量上未达到汪昂的300多个，但是在现当代中医界常见病的方剂、常用药的功能开发方面都有独创性和实用性。有意思的是，海先生的歌诀不拘泥于七言或五言，还有《清平乐》《减字木兰花》等词牌。如《浪淘沙·不孕症方》："不孕有奇方，泽红芎当，牛膝丹参艾叶香，益母续断月季尝，引用红糖。先期加赤丹，巴鹿后饷，引经腹痛延木香，腹酸秦艽杜仲行，功效非常。"《减字木兰花·哮证方三则》："虚哮何治，甘草桔梗麦门冬；实哮奈何，二陈百部加桔梗。还有加法：冷姜热玄盐饴糖。再谈冷哮，干姜杏石半苓星。"习诵这样的歌诀，作为中医师，获得的不仅仅是汤头知识，还有文学的浸润、营养。

历来凡有国学功底的中医师，多有诗词书法的雅好。海先生亦然，从其歌诀即可见诗词功底。先生"凤山草堂诗钞"的30多首诗词，突出特点是入世情怀。如同对待患病的就诊对象，对于所处社会，先生的眼光恍如一个社会医生的诊脉。"名利富贵并酒色，世人为之竞逐追。多少英雄殂于此，未央宫里韩侯悲"（《警世》）此为对世人的警示；"生不我时隐杏林，只求为民献力量。学术领域乏建树，愧吾虚度金时光"（《自愧》）此为先生的执着追求和谦虚精神;"祖国医学苦乏人,独辟蹊径树杏林。鹤鸣九皋声闻天,百年大计喜逢春。学子成才肩重任,出类拔萃从政军。谁谓野苑无硕果,继承接力已见真"(先生为创办萧县中医学校 40 周年校庆之《庆贺》之二),先生为杏林硕果的喜悦欣慰之情跃然纸上!

先生诗词的另一个特点是用典自如,如信手拈来。前述如"韩侯(信)"等典故。再如《江南春·读<太公六韬>有感》"风拂拂,暖洋洋,垂钓渭水旁,耄耋谁来访?胸中甲兵隐百万,何愁西伯无姬昌"中周文王访姜子牙的典故;"孔圣不识澹台氏,魏武误任夏侯渊,诸葛挥泪斩马谡"(《叹识人难》),"范蠡灭吴藏商贾,张良兴汉隐辟谷"(《谈远名利》),"当年石崇曾竞富,未及儿孙人颓落"(《无题》),"嬴政妄想万代皇,胡亥二世即灭亡"等,典故多多,犹如"大珠小珠落玉盘"。历史人文典故为先生的诗词既增添了斐然文采,又增加了厚重意蕴,更给人以吟咏、体味的想象空间。

先生的书法古淡规整,纯然的书写,多为行楷,极少烟火气,即令不知书者为中医师,亦仿佛嗅闻出芳草之香。乍看像药方,先生一辈子用毛笔开了不知多少方子,晚年书写起诗词来,依然那么从容淡定、文雅脱俗。先生落款以"凤山老人"自号,自谦而古朴。从医之余,雅好染翰,而且书写自撰诗词,眼中、胸次、手下,皆为块垒、珠玉,此不啻山中宰相之雍容,又恰似佛门老衲之慈蔼,更不输孔门塾师之儒雅。欣赏先生书法,不能受某些矫揉造作的所谓书法家"大作"模式之框架限制。先生无意做"书法家",既不钤印,篇幅章法亦多为横幅,而且多用简体字并加标点。这种朴拙自然、与时俱进的民间医家书写,应该是书坛一枝素葩吧。

　　应先生的女儿海昀医师之约，盛情难却，一也；其二，海先生系原县政协老委员，鄙人原为县政协公仆，为老委员服务亦是题中应有之义。故草成此篇，多为外行鄙陋之见，聊作纪念矣。

**刘怀德**
**庚子孟冬于古萧如果居舞文弄墨斋**